Los beneficios del ayuno

Hacia el bienestar físico y mental

Si desea recibir información gratuita
sobre nuestras publicaciones, puede
suscribirse en nuestra página web:

www.amateditorial.com

también, si lo prefiere, vía email:

info@amateditorial.com

Síganos en:

 @amateditorial

 Editorial Amat

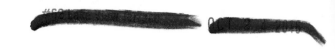

EDGAR BARRIONUEVO / DAVID MORENO

Los beneficios del ayuno

Hacia el bienestar físico y mental

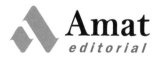
Amat
editorial

Este libro propone una serie de consejos y pautas para mantener una dieta responsable. Los autores y la editorial no se responsabilizan de la aplicación inadecuada que se haga de ellos.

© Edgar Barrionuevo Burgos y David Moreno Meler, 2016
© para la edición en lengua castellana,
   Amat Editorial, 2016 (www.amateditorial.com)
   Profit Editorial I., S.L. Barcelona 2016

Diseño cubierta: Babbel
Fotografía cubierta: Shutterstock
Maquetación: Eximpre, S.L.

ISBN: 978-84-9735-830-9
Depósito legal: B-394-2016
Imprime: Liberdúplex

Impreso en España – *Printed in Spain*

Índice

1   ¿Por qué este libro?

«¿Dejar de comer? ¡No! ¡Ni lo sueñes!» Esta suele ser la reacción más común que encontramos ante la sola mención de la palabra ayuno. Seguidamente, los desconocedores de esta práctica se acarician la tripa como si quisieran proteger su bien más preciado y se alejan perdiendo una de las experiencias más maravillosas que podrían vivir en su vida.

Disminuir al mínimo, o casi al cero, la cantidad de alimento que ingiere nuestro cuerpo se suele asociar a prácticas religiosas de nuestros tatarabuelos, a éxtasis rituales de culturas exóticas o, peor, se vincula al extremismo. Se considera una práctica subversiva que atenta contra el valor que más impera en nuestra sociedad: el consumismo. Ayunar provoca reacciones encontradas. Nunca indiferencia. Es una propuesta que subleva, que agita nuestras conciencias y, por supuesto, también nuestros cuerpos.

Pero lo cierto es que el hombre es el único animal que aun estando enfermo sigue comiendo. Desoyendo la naturaleza que, en su infinita sabiduría, ha dispuesto que los seres enfermos dejen de ingerir alimentos por instinto. Así, sanan sus órganos y ponen a punto el complejo sistema digestivo que tantas y tan variadas implicaciones tiene en nuestro organismo.

El ayuno tiene una base científica que demuestra cómo la práctica supervisada por profesionales del ayuno puede depurar toxinas de nuestro cuerpo, colaborar a la desinflamación de los intestinos y mejorar el tránsito intestinal. Además previene la aparición de enfermedades cardiovasculares, cáncer, diabetes y un largo etcétera, ayudando a poner a punto este preciado e intrincado mecanismo de relojería que es nuestro organismo.

Las propiedades depurativas del ayuno benefician también al llamado «espejo de nuestros órganos internos»: la piel. Lugar por el que pasan la mayor parte de toxinas que ingerimos y que en las últimas décadas ha incrementado su sufrimiento debido a los desmanes de las empresas alimentarias. Hormonas y antibióticos en la carne, cereales refinados o cualquier alimento que entra en el ciclo industrial inyectan toxinas en nuestro cuerpo que luego mostramos al mundo a través de la piel. Con el ayuno las dolencias de la piel pueden mejorar en unos días.

Y no sólo eso. El ayuno incluye entre sus bondades el adelgazamiento. Al cabo de unas horas sin la ingesta habitual de alimentos el organismo recurre a nuestras reservas de grasa acumulada. Gradualmente, el cuerpo disminuye su volumen, volviendo a equilibrar la relación entre el peso que necesitamos y nuestra estatura.

Ahora, al oír los beneficios de ayuno, tú habrás pensado: «¡pongámonos a ello!». No es tan sencillo. Ayunar necesita una preparación, una supervisión profesional y una serie de cambios en tu estilo de vida. Después de ayudar a centenares de personas en sus primeros pasos en el ayuno, hemos descubierto que su práctica requiere, sobre todo, escuchar al propio cuerpo.

¿Cuántas veces hemos tenido que convencer a alguien dispuesto a ayunar para que no lo hiciera? Quizás aquella persona no estaba preparada físicamente, quizás vivía un momento anímico difícil, o quizás se lo tomaba como otro deporte de riesgo más que ponía a prueba su cuerpo.

Ayunar requiere la voluntad de adoptar un estilo de vida más saludable y no dudes que llevarlo a cabo te ayudará en este propósito. En nuestros cursos, muchas veces hemos visto cómo miedos y dudas se transforman en agradecimiento después de la práctica del ayuno, cuando cuerpo y mente parecen reencontrarse. Vuelve el equilibrio que el estrés y las prisas del día a día nos han quitado y se empieza el camino hacia un estilo de vida más sano. No se trata de dejar de comer sin más. Se trata de cambiar la percepción de nuestro propio cuerpo.

Fruto de nuestra experiencia como guías en el arte de ayunar, en estas páginas encontrarás cuándo y cómo puedes realizar esta práctica, qué contraindicaciones y beneficios conlleva o qué momentos y situaciones son mejores para llevarla a cabo. El presente libro, *Los beneficios del ayuno*, no pretende convencer, sino dar a conocer. Saciar la curiosidad de aquellos que por primera vez se adentran en este mundo y también complementar, con información rigurosa, los conocimientos de aquellas personas ya iniciadas.

En definitiva, queremos que *Los beneficios del ayuno* sea un manual introductorio para cualquier persona que quiera conocer cómo la práctica milenaria del ayuno puede beneficiar su salud en pleno siglo XXI. Ciencia, historia, estética, psicología y, sobre todo, práctica. Te ayudaremos a conocer una herramienta que la naturaleza ha puesto en nuestras manos para que puedas utilizarla de forma segura. No se trata de dejar de comer sin más. Se trata de dejar de comer para sentirse mejor con uno mismo.

DAVID MORENO y EDGAR BARRIONUEVO

2 ¿Qué es el ayuno?

Infinidad de veces nos han hecho esta pregunta esperando una respuesta que cupiera en una sola frase. Pero la realidad es que contar esta práctica en pocas palabras es casi una tarea imposible. En muchas culturas ha tenido significados diferentes y, aun hoy en día, la ciencia va descubriendo nuevas propiedades entorno al ayuno que sorprenden cada vez más a los investigadores.

Es un concepto amplio y diverso, muchas veces manchado por los prejuicios y la ignorancia, en el que confluyen diferentes disciplinas. Para la psicología es un método introspectivo, y la estética lo considera una eficaz técnica para adelgazar y curar la piel. ¿Y un nutricionista? Lo recetaría para diversas enfermedades. Y no hablemos ya de la visión metabólica: el ayuno como punto de partida de un fascinante engranaje que pone en marcha nuestro organismo. Así que vayamos por partes.

Literalmente, ayunar significa abstenerse de ingerir cualquier alimento. Para los animales enfermos el ayuno es un mecanismo para sanar su cuerpo. Y determinadas especies dejan de ingerir alimentos como estrategia de supervivencia, fundamental en periodos de hibernación y en temporadas en las que escasean los nutrientes.

El ayuno del pingüino emperador

El ave que vive en el lugar más frío del mundo es el pingüino emperador *(Aptenodytes forsteri)*. Quizás por encontrarse en un entorno hostil como la Antártida, ha desarrollado unos mecanismos de supervivencia asombrosos. Su dieta está compuesta por peces, calamares y crustáceos. Cuando llega el invierno, el macho se aleja del agua y se adentra en el hielo permanente de la Antártida hasta llegar a la zona de cría. Ahí, encuentra a la hembra, que le pasa un único huevo para que lo incube.

Es entonces cuando para él empieza un largo periodo de ayuno de tres meses en el que la temperatura exterior baja a más de 20 grados bajo cero. Lo consigue gracias a las reservas de grasa bajo su piel, que disminuyen de tal modo que su cuerpo pierde un 40 por 100 de masa. Cuando llega la hembra, el macho puede dirigirse otra vez al mar, a casi 100 kilómetros, a alimentarse y a recuperar sus casi nulas reservas de energía. Las que ha gastado para cuidar a su retoño y que le han permitido sobrevivir al límite de sus fuerzas.

En el caso del hombre, el ayuno ha sido practicado para fines religiosos, espirituales, reivindicativos o terapéuticos. Lo más probable es que pronto adquiriera un significado sagrado. Mientras inicialmente para los hinduistas fue un rito de purificación, más adelante el cristianismo lo convirtió en una penitencia y el ramadán islámico en un signo de devoción a Dios. En el imaginario occidental, relacionar el ayuno con el sufrimiento está muy influido también por su utilización como arma política y reivindicativa por todas las ideologías.

¿Qué es el ayuno terapéutico?

No fue hasta el siglo XIX que la medicina occidental concebió la práctica del ayuno como algo curativo y terapéutico: una práctica natural, indolora y saludable. Esta práctica es la que cada vez está más extendida: concebida como una forma de depuración. Para el cuerpo, ayunar significa tener tiempo para revisar el conjunto de sistemas del organismo.

Dicho de otro modo, momentáneamente dejamos de realizar la digestión, un proceso que, además, consume una cantidad de energía extraordinaria. Gracias a ello permitimos una «limpieza general» del organismo que se nota por dentro y por fuera. Y no se trata de una limpieza superficial. La ciencia ha demostrado que el ayuno puede significar la prevención de distintas enfermedades graves, llegando, en algunos casos, a suponer un gran impulso para su curación.

Algunas de las enfermedades que el ayuno puede combatir son:

- Patologías del aparato digestivo: diarreas, disfunciones del colon o dispepsia.
- Afectaciones en el aparato respiratorio: asma, bronquitis, rinitis, sinusitis, alergias.
- Problemas basculares: hipertensión, colesterol y dislipemias como la diabetes.
- Trastornos psicológicos como el estrés, la depresión, la fatiga crónica y el insomnio.
- Adicciones: tabaquismo, alcoholismo, etc.
- Afecciones de la piel: eccemas, abscesos, problemas de cicatrización, varices.

Como veremos, además de purgar el cuerpo de sustancias nocivas y de mejorar la asimilación de nutrientes, el ayuno influye positivamente en otras partes del cuerpo que, en principio, nada tienen que ver con la alimentación.

Por otro lado, el ayuno tiene un efecto directo en la mejora de la salud emocional. Muchos asistentes de nuestros cursos hablan de la sensación de ver su entorno con mayor claridad, de notarse más despiertos y con la mente más ágil. Unas propiedades que han llevado a numerosos psicólogos a prescribir el ayuno para desajustes psicológicos derivados del estrés en el trabajo.

En las últimas décadas, el ayuno ha adquirido fama como método estético y es un recurso muy popular entre la gente que aspira a mejorar su aspecto físico. Con el ayuno, no sólo depuramos el organismo por dentro, sino que, gracias a la limpieza de toxinas, renovamos el estado de la piel. Y por supuesto, el ayuno es conocido por una de sus aplicaciones estrella: como método de adelgazamiento. Es cierto que permite una reducción considerable de peso en muy poco tiempo, pero, según nuestra experiencia, no sirve de nada sin la adopción de unos hábitos saludables. Así pues, el ayuno tiene muchos significados: desde la disminución del estrés a la prevención y curación de enfermedades digestivas, pero lo que es evidente es que debe implicar un cambio significativo en el modo de vida.

3 La historia del ayuno

El origen del ayuno

El nacimiento del ayuno se remonta al origen de los tiempos y probablemente procede de la observación del comportamiento de los animales por parte del hombre prehistórico. Los mamíferos, durante el proceso de una enfermedad, dejan de comer para sanar su cuerpo. Así pues, es lógico pensar que por imitación de la naturaleza los primeros humanos decidieron hacer lo mismo para afrontar la curación de sus enfermedades.

Cabe decir que la dieta de esos hombres y mujeres cazadores y recolectores debió pasar por largas temporadas de ayuno: periodos de carestía de alimentos combinados con alimentación de origen vegetal como bayas, raíces y frutos, y también de origen animal como huevos y miel, gusanos y larvas o crustáceos y pequeños insectos. En cualquier caso, una dieta sujeta a la disponibilidad de los alimentos según la temporada y las sequías, el número de miembros del clan que alimentar y, sobre todo, la competencia directa con los animales del entorno.

La dieta paleolítica

Se inspira en la alimentación que llevaban nuestros antepasados de hace dos millones de años hasta la llegada de la agricultura. Tiene por objetivo adelgazar y evitar ciertas enfermedades como la obesidad o la diabetes basando la alimentación en productos disponibles durante ese periodo: carne, pescado, verduras y frutos secos. Prohibido queda el consumo de cereales, legumbres y lácteos, y, por supuesto, nada de productos de origen industrial como azúcares refinados y aceites procesados. Unos alimentos que, según los defensores de la dieta «paleo», provocan demasiadas dificultades en la digestión y la inflamación del intestino.

La dieta paleolítica nació de la mano del gastroenterólogo Walter L. Voegtlin en la década de 1970 y parte de la hipótesis de que estamos mejor adaptados a la dieta de nuestros antepasados. Algunas de sus premisas, como disminuir el consumo de bollería y derivados y controlar el consumo de cereales gozan de una amplia aceptación.

Por lo demás, se trata de un método que ha provocado gran controversia. A pesar de ello, numerosos famosos de Hollywood la practican, entre ellos: Uma Thurman, Megan Fox y Matthew McConaughey, este último la combina con ayunos intermitentes. También es popular entre deportistas como Novak Djokovic, quien, supuestamente, tuvo una racha de cuarenta y uno victorias consecutivas después de pasarse a la paleodieta.

Esta dieta precaria e inestable debió suponer para aquellos hombres y mujeres nómadas enfrentados a la intemperie, a las bestias salvajes y a las inclemencias del tiempo una casi permanente sensación de hambre. Los picos de abundancia de alimento en los que saciar el apetito debieron vincularse a la caza, siempre peligrosa por su propensión a los accidentes, o bien al encuentro de restos animales. Un sistema en el que los cazadores arriesgaban el tipo frente a las alimañas y carroñeros que podían surgir en cualquier momento.

Así pues, el concepto de «dejar de ingerir alimentos», lejos de ser traumático para esos hombres, debió de ser una práctica habitual y, en caso de enfermedad, un proceso lógico. Muy alejado del proyecto radical que el ayuno supone para el sobrealimentado hombre moderno de la sociedad occidental.

La observación de los mamíferos debió incrementarse con la llegada de la agricultura y la vida sedentaria, que facilitaron la domesticación de los animales. Esos hombres y mujeres debieron contemplar intrigados cómo sus animales domésticos, al enfermar, dejaban de ingerir cualquier alimento y, por arte de magia, sanaban. Una práctica que no debieron tardar en imitar.

La religión

Ya sea por el estado de paz que proporciona el ayuno, propenso a la revelación y a sentirse próximo a la espiritualidad, o por el aura mágica que da a quienes parecen sobrevivir sin ingerir alimentos, lo cierto es que desde bien temprano el ayuno debió ser una práctica asociada a la religión, al contacto con los dioses en la esfera de lo sagrado.

Hoy en día, la ciencia ha explicado el porqué de los procesos fisiológicos que inducen a la persona en ayunas a sentirse más fuerte y consciente, con pensamientos más claros. Pero en esa época el desconocimiento de estos mecanismos dotó al ayuno de una fuerza muy poderosa.

Debieron ser numerosas las culturas en las que sus chamanes y hechiceros lo utilizaron para facilitar el canal de comunicación con la divinidad y, de un modo sorprendentemente acertado, purificar sus cuerpos y mentes.

La India: cuna del ayuno

En los cultos nacidos en la India, el ayuno es una práctica positiva asociada a la purificación. En la religión más extendida del subcontinente y una de las más antiguas del mundo, el hinduismo, la práctica regular del ayuno se considera un ejercicio físico y mental. Junto a la meditación, favorece la concentración que necesita el hombre para mejorar su estilo de vida.

Los hinduistas creen que todas las personas fuimos otro ser en una vida anterior y que lo más probable es que volvamos a reencarnarnos en otro ser vivo. El ayuno es una herramienta que nos permitirá abandonar el ciclo de reencarnaciones. De hecho, en algunas ramas del hinduismo se cree que el ayuno borra incluso los pecados de una vida anterior. Abre un camino hacia la contemplación más elevada, mostrando los Vedas o «conocimientos»:

> *La Palabra de la que hablan todos los Vedas, buscada en ayunos y austeridades por muchos hombres, te va a ser revelada.*
>
> *Katha-upanishad. Primer Adhyay, Segundo Valli*

El calendario de ayunos hinduista incluye la práctica personal o en grupo y métodos estrictos sin alimentos sólidos ni líquidos. Se llevan a cabo incluso monodietas a base de leche y frutas o la reducción de la ingesta de alimentos a una sola comida diaria.

El vegetarianismo hindú

La creencia en la reencarnación tiene otra consecuencia en la dieta hinduista: el vegetarianismo. La reencarnación significa que todos los seres vivos compartimos un mismo espíritu, así que para el hinduismo es inconcebible ingerir alimentos de origen animal por tratarse de partes de su mismo ser. Dado que en la India más del 80 por 100 de la población es hinduista, en ese país se concentra la mayor parte de vegetarianos del mundo.

Se calcula que más de novecientos millones de indios practican el vegetarianismo no por motivos de salud, sino por el convencimiento de que la naturaleza es divina y todas las formas de vida son sagradas. Estas creencias han permitido el desarrollo de una cocina sana, sabrosa y variada basada en el consumo de hortalizas y legumbres. Una dieta que, según los hindúes, es una gratificación para los sentidos.

Jainismo: el ayuno como signo de identidad

También nacida en la India, otra religión, el jainismo, practica el ayuno con tanta frecuencia que es uno de los signos distintivos de sus más de cinco millones de fieles. Aunque no tan común como el hinduismo, lo cierto es que tiene gran influencia en las clases pudientes indias. En cierto modo, influyó también en la filosofía de resistencia pacífica con ayuno de Gandhi, ya que su madre era creyente jainista.

Uno de los ayunos más comunes del jainismo tiene una duración de un año y combina un día de ayuno total con otros de ayuno parcial, durmiendo poco y murmurando los mantras en un entorno de silencio y meditación. En otros casos se permite beber cierta cantidad de agua hervida o incluir cereales y legumbres no germinadas. Otra práctica, cuando menos curiosa y que recuerda a las dietas de adelgazamiento occidentales, es prohibir al ayunante la ingesta de sus alimentos favoritos. Este método tiene por objetivo el control de la sensación de hambre, y es practicado también disminuyendo la cantidad de alimentos ingeridos.

Los ayunos son seguidos particularmente por las mujeres, ya que se consideran una expresión de pureza, moralidad y castidad femeninas. Como asegura la antropóloga Josephine Reynell: «El álbum de fotos de los ayunos viene a continuación del de la boda». Siendo vegetarianos estrictos y teniendo la no violencia como uno de sus cultos principales, el jainismo prohíbe también comer cualquier alimento que crezca bajo tierra, ya que al arrancarlo del suelo podrían morir otros seres vivos.

Para los jainistas los últimos momentos de la vida son cruciales y pueden determinar la siguiente reencarnación. Así que, para llegar a la muerte con la conciencia clara, los ancianos o moribundos se dedican a la meditación serena, dejando de comer y beber hasta el final de la vida.

En otras palabras, una eutanasia voluntaria que resulta una visión chocante para un occidental, pero que en la cultura india es la continuación lógica de considerar la muerte como otro nacimiento. Además, el jainista que toma esta decisión debe haber practicado miles de ayunos a lo largo de su vida que lo preparan para este último tránsito.

Ayurveda: la medicina tradicional india

Nacido en la India, el ayurveda es unos de los sistemas médicos más antiguos aún vigentes. Una de sus principales herramientas para sanar es el ayuno. Se basa en que existen cinco elementos básicos que luego se combinan en cada persona para determinar su temperamento. Los elementos son tierra, agua, fuego, aire y éter. Los tres tipos de *doshas* o temperamentos principales en las personas son aire (*vata*), bilis (*pitta*) y flema (*kapha*).

Cada uno de estos elementos corresponde a un tipo de persona. Así mientras las personas *vata* son delgadas con la piel clara y el cabello seco; las personas *pitta* tienen el cutis graso, cabello fino y peso mediano, y suelen padecer problemas de tensión. Finalmente, son *kapha* las personas con complexiones grandes, que suelen aumentar de peso fácilmente y tienen piel y cabello grasos.

El ayuno se utiliza para equilibrar los *doshas* de cada individuo: rectificar el fuego digestivo, purificar los canales del cuerpo y sanar los tejidos corporales. Según cada persona, el ayurveda recomienda distintos tipos de ayuno: monodieta con alimentos ligeros, dieta vegana, crudivegana o ayuno de jugos, ayuno hídrico y ayuno absoluto.

Ayunar en la China milenaria

El ayuno se estableció en China a partir de las enseñanzas del taoísmo, un sistema religioso y filosófico basado en los escritos de Tao Te King que supuestamente habría escrito el maestro Lao Tse.

Según el taoísmo, existe un origen natural, el Tao, que es el funcionamiento armónico de todas las cosas.

El Tao resulta un ejemplo a seguir para alcanzar la armonía: una vida longeva y en plenitud. En el Tao se incluyen los célebres *yin*, o fuerza sutil femenina, y *yang*, o fuerza activa y masculina. Dentro de esta filosofía, el alimento cumple un papel curativo. El Tao contiene recomendaciones para una correcta alimentación como:

> *Si después de comer se andan cien pasos, se puede llegar a vivir noventa y nueve años.*

Respecto el ayuno, dice que si es breve no perjudica a la salud y que es bueno realizarlo acompañado de zumos y jugos. Sirve para el descanso intestinal y estomacal, y es más beneficioso que las medicinas. Además, se usa para concentrar y limpiar el *chi* o energia vital. Para que el ayuno prolongado no sea peligroso, recomiendan la ayuda de un maestro. Esta práctica se denomina *bi gu*, búsqueda del *chi* sin consumir alimentos.

Budismo y *reiki*

Una doctrina religiosa y filosófica que se encuentra en la práctica totalidad de países de Asia es el budismo. Carece de Dios y propaga importantes valores humanistas y universalistas. El ayuno se considera un método más para el autocontrol de los deseos, fuente del sufrimiento del hombre.

> *Monjes, yo me abstengo de comer en horas de la noche. Al hacer eso, estoy libre de dolencias y aflicciones, y disfruto de buena salud, fuerza y una morada confortable. Venid, monjes, y absteneos de comer en horas de la noche. Al hacer eso, también estaréis libres de dolencias y aflicciones, y disfrutaréis de buena salud, fuerza y una morada confortable.*
>
> MN 70 {10M.2.10} Kitagiri Sutta
> Discurso en Kitagiri, 174, 2.

Del budismo nació el *reiki*, una práctica medicinal que trata de lograr la sanación canalizando la energía universal a través de las manos del practicante. Su práctica requiere un proceso de iniciación en el que se lleva a cabo un ayuno de veintiún días, gracias al cual se está mejor preparado para acoger las energías del *reiki*. Actualmente, se aconsejan otras modalidades como ayunos hídricos o de jugos durante sólo tres días.

Monjes de distintas disciplinas budistas practican ayunos para mejorar la salud y como herramienta que acompaña y mejora la meditación. El ayuno les sirve también para purificar el karma, una energía trascendente que se deriva de los actos de las personas. Para el budismo, el ayuno mejora las acciones hacia los demás del que lo practica. Por lo tanto, en el ciclo de causa y efecto, quien practica ayunos recibe acciones más positivas de las personas que le rodean. En cierto modo, el ayuno participa expandiendo esta cadena de acciones bondadosas.

La Antigüedad clásica

En la Grecia antigua, filósofos y pensadores promovieron los efectos medicinales del ayuno. Platón y Sócrates loaron sus beneficios y Pitágoras recomendaba ayunar antes de empezar las clases. Fue con el llamado «padre de la medicina», Hipócrates, que el ayuno se convirtió en el gran principio terapéutico. Para sus seguidores, el método de curación más importante era la restricción alimentaria: la dieta y el ayuno. La dieta se entendía, además, como un forma de vida que incluía ejercicio y costumbres sociales.

Para tratar las enfermedades, Hipócrates aconsejaba disminuir la alimentación y propagaba las virtudes del consumo de frutas y hortalizas y pan integral. Con fiebre, prescribía jugo de frutas. Era mejor que actuase lo que él llamaba la «fuerza vital natural».

Según Herodoto, el secreto de la fuerza y vitalidad de los persas era la abstinencia de comer carne y una sola comida al día. También los espartanos fortalecían a sus vástagos a base de ayunos. Una práctica que adoptaron los soldados romanos, que ayunaban una vez a la semana, y que Plutarco resumió en una frase: «En lugar de medicarte, ayuna por un día».

El ayuno como penitencia

Con la llegada de las grandes religiones monoteístas, el ayuno adquirió connotaciones negativas. Después de practicarse como algo positivo en la Ántigüedad, se desvió del camino de la purificación y la salud que había poseído desde tiempos inmemoriales. Se vinculó a la penitencia: a la expiación de las culpas mediante el sufrimiento. El antiguo ayuno judío o *Ta'anit* significaba un acto de arrepentimiento que se realizaba para frenar las desgracias que se asociaban a la ira de Dios.

Hoy, el ayuno se celebra ampliamente en la comunidad judía de todo el mundo el día del Yom Kippur, literalmente, «día de la expiación o arrepentimiento». Veinticuatro horas en las que los placeres corporales están prohibidos. La comida y la bebida, así como limpiezas corporales, cremas o bálsamos, el uso del cuero y las relaciones conyugales quedan proscritas hasta el día siguiente.

> *Y esto os será un estatuto perpetuo: en el mes séptimo, a los diez días del mes, humillaréis vuestras almas y no haréis obra alguna, ni el nativo ni el forastero que reside entre vosotros; porque en este día se hará expiación por vosotros para que seáis limpios; seréis limpios de todos vuestros pecados delante del Señor.*
>
> Levítico. 16, 29

La destrucción del templo de Jerusalén, la expulsión de los judíos de distintos países, las diez plagas de Egipto y otros sucesos tristes acaecidos en la historia del pueblo judío son conmemorados con la práctica del ayuno. Comparado con las religiones nacidas en la India, salta a la vista el marcado sentido de penitencia que el ayuno poseé para el judaísmo.

No tuvo suerte tampoco el ayuno en el islam. Considerados como signos obligatorios de devoción a Alá, el ayuno y la oración constituyen las prácticas más importantes de los fieles. El ramadán es el ayuno obligatorío más conocido y supone un mes sin comer. Desde la salida hasta la puesta del sol, los fieles no pueden ingerir alimentos sólidos ni líquidos y deben abstenerse de cualquier tentación incluidas las relaciones sexuales. En caso de dificultad para poder realizar el ayuno, el Corán contempla la posibilidad de recuperar las horas perdidas ayunando en otra ocasión.

> *Durante el mes del ayuno os es lícito por la noche uniros con vuestras mujeres: son vestidura para vosotros y vosotros lo sois para ellas. [...] Ahora, pues, yaced con ellas y buscad lo que Alá os ha prescrito. Comed y bebed hasta que, a la alborada, se distinga un hilo blanco de un hilo negro. Luego, observad un ayuno riguroso hasta la caída de la noche. Y no las toquéis mientras estéis de retiro en la mezquita.*
>
> Sura 2: 187

Aunque el ramadán es el ayuno más conocido, a lo largo del año los creyentes dejan de ingerir voluntariamente alimentos en los momentos más sagrados. Como curiosidad, el Corán prohíbe a los musulmanes ayunar en determinados días, ya que la religión considera que no es bueno que se solapen varias fechas en las que se recomienda el ayuno. Es decir, la religión regula el abuso del ayuno.

El cristianismo heredó la tradición negativa que el ayuno había supuesto para el judaísmo. El ayuno también es obligatorio y se practica en los días llamados de penitencia, cuando los fieles deben dedicarse a la oración, la piedad y la caridad. Se establece una diferencia particular entre el ayuno y la abstinencia. Mientras se considera ayuno la reducción de ingesta de comida, la abstinencia se refiere a la supresión del consumo de carne roja por completo. En la Biblia existen más de cuarenta referencias al ayuno, incluida la archifamosa «no sólo de pan vivirá el hombre».

> *Entonces Jesús fue llevado por el Espíritu al desierto para ser tentado por el diablo. Y después de haber ayunado cuarenta días y cuarenta noches, entonces tuvo hambre. Y acercándose el tentador, le dijo: «Si eres Hijo de Dios, di que estas piedras se conviertan en*

pan». Pero Él respondiendo, dijo: «Escrito está: "No sólo de pan vivirá el hombre, sino de toda palabra que sale de la boca de Dios"».

Mateo 4, 1-4

La inedia: alimentarse del aliento divino

La inedia, también conocida como respiracionismo o autotrofismo, se refiere a la supuesta capacidad de vivir sin alimentarse durante largos periodos de tiempo. Nació vinculada a religiones como el hinduismo y a la vida de los santos católicos. De hecho, Jesús supuestamente vivió sin alimentarse extensas temporadas.

Esta filosofía parte de la idea de que los seres espirituales pueden llegar a vivir sin alimento y ha derivado en un fenómeno místico que realiza ayunos imposibles para un ser humano. Es una práctica muy peligrosa y, al menos, ha provocado cuatro muertes en los últimos veinte años. Algunos de sus practicantes aseguran que es posible vivir sólo de la luz. O eso afirma Ellen Green, antigua asesora financiera dedicada a predicar las bondades de la inedia desde los años noventa. Según ella, gracias a esta técnica se puede llegar a detener el envejecimiento. Por el momento, ningua teoría científica avala esta práctica.

En el cristianismo ortodoxo, mayoritario en países del Este de Europa, el ayuno está presente en el calendario durante más de la mitad del año. Sus creencias ponen énfasis en involucrar cuerpo y alma al mismo tiempo y cumplen con mayor rigor que otras ramas del cristianismo esta práctica. El anglicanismo, por otro lado, establece un estricto calendario de ayunos y abstinencias. Desde la tierna edad de los doce años hasta el momento de la jubilación todos realizarán el ayuno, excluyendo enfermos y afectados por fuerzas de causa mayor que lo impidan.

> *Y cuando ayunéis, no pongáis cara triste, como los hipócritas, porque ellos desfiguran sus rostros para mostrar a los hombres que están ayunando. En verdad os digo que ya han recibido su recompensa.*
>
> Mateo 6, 16-18

La reforma protestante le cambió un poco la «cara triste» al ayuno y lo convirtió en un acto de elección individual. Según el impulsor de la reforma del cristianismo en Alemania, Martín Lutero: el ayuno es sobre todo una práctica espiritual; de manera que cada uno es libre de llevarlo a cabo cuando y como quiera. Aun así, sobre el ayuno seguía planeando la visión negativa. Del ayuno como penitencia se pasó al ayuno como disciplina. Un buen entrenamiento corporal para la cuaresma y como preparación, siempre voluntaria, para recibir la eucaristía.

Con la reforma del calvinismo, aunque no se rechazó el ayuno, se vio con malos ojos por poder degenerar en superstición. Por ello las distintas ramas del calvinismo decidieron practicarlo, sobre todo, en grupo. Como si la presencia de testigos asegurara la práctica de un ayuno correcto.

> *Me estoy refiriendo, por supuesto, al ayuno solemne y público; porque la vida de los que temen a Dios debe estar regulada por la frugalidad y la sobriedad, de modo que toda ella sea como una especie de ayuno perpetuo.*
>
> Institución de la religión cristiana, vol. III, cap. III, 17

Gandhi y el ayuno como práctica política

Las huelgas de hambre se practican desde la antigüedad, aunque no fue hasta el siglo XX que adquirieron un reconocimiento masivo. La reclamación del derecho a voto por las mujeres fue la que dio a esta práctica reivindicativa una visibilidad mundial. Muchas «sufragistas» recibieron penas de cárcel y dejaron de ingerir alimentos como método de protesta y para exigir su puesta en libertad. La presión popular acabó forzando el voto femenino.

Mahatma Gandhi aseguró que estas mujeres inspiraron su lucha para la liberación de la India del yugo del Imperio británico con nuevos métodos como la no violencia y la desobediencia civil. Se refería al ayuno de modo metafórico, como una forma de actuar que podía conseguir resolver los problemas.

Cuando existe un dolor que no podemos eliminar, debemos ayunar.

Gandhi adquirió tanto prestigio en la India que lo respetaban musulmanes e hinduistas, y su presencia paraba los tumultos y conflictos. Realizó ayunos en muchas ocasiones, siendo uno de los más largos de cuarenta días, después del cual siguió viviendo en plenitud durante casi veinte años más. Sus prácticas lo convirtieron en uno de los líderes de la independencia de la India.

La ciencia occidental descubre el ayuno: el higienismo

A principios del siglo XIX una serie de médicos y científicos se plantearon mejorar las condiciones de vida de la mayor parte de la población, que vivía en la insalubridad y era pasto de las epidemias y las enfermedades. La mejora de la canalización de los residuos, la recogida de basuras o la ventilación en las calles de las ciudades implicaron un gran cambio para la salud de los residentes.

Pronto, esta mejora de la calidad de vida influyó en médicos y científicos, quienes decidieron poner en práctica técnicas para purificar y sanar el propio cuerpo. Esta corriente dio lugar al higienismo moderno, nacido de la mano del naturópata Louis Kuhne, que acabó creando una medicina sin operaciones ni medicamentos.

Esta filosofía partió de su propia experiencia. A la edad de veinte años su cuerpo no funcionaba convenientemente. Tenía dolores en los pulmones y en la cabeza y una alta predisposición a los problemas digestivos, agravados por la dieta de la época, muy abundante en carne. Su enfermedad era un misterio para los médicos de su entorno hasta que encontró un pequeño grupo de seguidores de la hidroterapia.

Esta técnica partía del ganadero checo Vincent Priessnitz, quien observó cómo un corzo curaba una pata herida sumergiéndola en agua helada diariamente. Fue modernizada por el sacerdote alemán Sebastien Kneipp, quien creó balnearios dedicados a la hidroterapia.

Kuhne siguió al pie de la letra el uso abundante de agua fría en el interior y el exterior del cuerpo y quedó maravillado por los efectos en su salud. Creó un balneario y de dedicó a expandir las técnicas de la naturopatía con una salvedad: incluyó también una dieta específica.

> *Cuanto más sencilla y natural sea la vida del hombre, mejor y más feliz se sentirá.*
>
> Kuhne

El ayuno como terapia moderna

Partiendo del higeinismo, el doctor estadounidense Isaac Jennings creó la ortopatía, una medicina alternativa que consideraba que el ayuno, la dieta y ciertos hábitos en el modo de vida eran todo lo necesario para curar y prevenir las enfermedades.

Después de veinte años ejerciendo la medicina de modo tradicional, incluidas las sangrías y la aplicación de medicamentos, Jennings dejó de confiar en los métodos ortodoxos.

Ya era escéptico respecto a los métodos tradicionales y fueron los hechos del verano de 1815 los que terminaron de convencerle. Fue durante una epidemia cuando, al encontrarse sin medicinas, decidió prescribir a los pacientes descanso y gran ingesta de líquidos. Cuál fue su sorpresa cuando al cabo de unos días esas personas sanaron sin ningún fármaco.

Esto lo llevó a convencerse de que, según sus propias palabras: «No hay fuera fuerza alguna que pueda curar el cuerpo». Confiando en la capacidad del cuerpo para sanarse, en 1822 empezó a indicar el ayuno como método de curación, siendo el primer médico en hacerlo en Estados Unidos.

Continuó sus experimentos y descubrió que muchos tratamientos farmacológicos obstaculizaban la curación y, lo que es peor, provocaban que las enfermedades originarias mutaran en nuevas dolencias: las enfermedades iatrógenas derivadas de los medicamentos. Su método consistió en recetar a sus pacientes píldoras que eran tan sólo placebos acompañadas de un ayuno hídrico. La Universidad de Yale le otorgó una licenciatura honorífica como reconocimiento a su gran éxito de hallar la salud a través del propio cuerpo.

Las galletas Graham y el ayuno

Prevenir es mejor que curar. La sabiduría popular requirió para el ayuno la ayuda del nutricionista americano Sylvester Graham. Un religioso presbiteriano que fue un gran defensor de las dietas vegetarianas y de la harina integral. De hecho, llegó a crear las conocidas como galletas Graham y ha publicar la revista *Salud y Longevidad*, donde predicaba los efectos de la dieta sana.

También creó la dieta Graham, que consistía en verduras y frutas, trigo integral y alimentos ricos en fibras, excluyendo carne y especias. De hecho, defendió con pasión el vegetarianismo y consideraba que las personas carnívoras, al ayunar, sufrían en exceso y su masa muscular disminuía anormalmente. Además, aquellas personas que comían especias altamente estimulantes, al practicar el ayuno, quedaban, literalmente, derrotadas. Obviamente, Graham consideró el ayuno como una forma de vida y un método preventivo contra enfermedades.

Una persona que siguió el camino de Jennings y Graham fue el doctor Rusell Trall, quien pensaba que, cuando las leyes del cuerpo se rompían, se ocasionaba la enfermedad y hasta la muerte. Si se eliminaban las causas, volvía la salud. Se opuso frontalmente a los medicamentos al considerar que dañaban al cuerpo y recomendó dietas vegetarianas, ayuno e hidroterapia.

El llamado padre del ayuno fue el doctor Dewey, quien publicó un libro titulado *No Breakfast Plan* que llevó el ayuno a todos los puntos del planeta. Fue él quien lo dio a conocer a través de los medios de comunicación y consiguió que dejara de relacionarse con prácticas minoritarias. Más adelante, una larga lista de doctores ilustres aportaron su granito de arena para que el ayuno fuera conocido (doctor Herber Shelton, Otto Buchinger, etc.), llegando a la actualidad, con numerosos médicos y naturópatas que recomiendan su práctica.

4

Tipos de ayuno

Distintos caminos para un mismo fin

Existen diferentes métodos e intensidades para poner en práctica el ayuno terapéutico y, en líneas generales, se basan en la reducción o la eliminación de la ingesta de alimentos sólidos. Se puede ayunar por unas días o por unas horas, dependiendo de lo habituado que el cuerpo esté a esta técnica. O se puede recurrir al ayuno con agua, uno de los más populares y efectivos, o a ayunos con jugos o sirope, más adecuados para los principiantes desacostumbrados a la rápida desintoxicación de los ayunos más estrictos.

Para aclimatar el cuerpo muchas veces recomendamos dietas cercanas al ayuno, que se pueden llevar a cabo en caso de no tener una forma física adecuada o, simplemente, no disponer de tiempo para escaparse a la naturaleza o disminuir las obligaciones laborales. Se trata de las monodietas de arroz, de fruta o verdura, además del ayuno intermitente, con los que se consiguen unos efectos cercanos al ayuno completo, aunque requieren una práctica mucho más prolongada. Por ello, expondremos también algunos tipos de monodietas que pueden resultar útiles a aquellas personas que quieran iniciarse en estas técnicas.

A continuación, te mostramos una breve introducción a las distintas técnicas existentes dentro del mundo del ayuno.

Ayuno con agua o hídrico

- Ayunadores expertos en estado físico y emocional adecuado o principiantes con un plan de trabajo supervisado.
- Efectos terapéuticos muy elevados y rápida depuración.
- *Cuanto* mayor sea la intoxicación del organismo, mayor será la limpieza y, por lo tanto, mayor será también el malestar en las primeras horas del ayuno.
- Consumo de uno o dos litros diarios de agua
- Requiere la supervisión de un profesional.

Los ayunadores con experiencia lo consideran el ayuno genuino y ellos mismos reconocen que no basta con ser un experto para llevarlo a cabo: es necesario un momento físico y emocional ideal para ponerlo en práctica. Consiste en la supresión de la ingesta de alimentos acompañada sólo de agua, un agente excelente para mejorar nuestra salud, ya que son conocidas sus propiedades depuradoras.

Esta técnica requiere preparación previa, que puede consistir en un ayuno gradual, primero con monodieta frutal y luego con zumos, para pasar finalmente al ayuno hídrico. Sus cualidades se basan en aplicar al cuerpo una dieta de cero calorías, obligándolo al reposo absoluto, a la limpieza de sal y a la reducción en la generación de ácido clorhídrico. Estas cualidades hacen que sus efectos terapéuticos sean mucho más rápidos que en otros tipos de ayuno.

Cuanto más tóxicos contenga el organismo que empieza a ayunar, más efectos tendrá el ayuno en las primeras horas.

Síntomas lógicos de malestar debidos a la eliminación de toxinas, que hacen recomendable la supervisión de un profesional que los distinga de otras reacciones que supongan signos de alarma.

Pasado este malestar o fase de reajuste del cuerpo, la mayor parte de ayunadores sienten un gran bienestar físico y emocional y el desvanecimiento de la sensación de hambre. Es entonces cuando tiene lugar la llamada cetosis, cuando el cuerpo empieza a alimentarse de sus propias reservas y se inicia la célebre quema de células grasas.

El ayuno seco

El ayuno absoluto se conoce también como «ayuno seco» (*dry fasting*) y es el camino más radical posible en el arte de ayunar, añadiendo a la no ingesta de sólidos la eliminación de agua y de líquidos. Existe controversia científica sobre sus beneficios para la salud. Sus partidarios sostienen que, al eliminar la ingesta de cualquier tipo y suprimir la carga de trabajo del aparato digestivo, el sistema inmunitario puede trabajar con más eficacia. Por otro lado, no existen suficientes estudios que midan la consecuencias que la liberación de toxinas produce en un cuerpo sin hidratar.

En cualquier caso, los ayunadores que afrontan esta práctica radical tienen que superar la sed, una obsesión por el agua que no es comparable al hambre, sensación que resulta mucho más manejable en otros tipos de ayunos. Para llevar una vida sana, el cuerpo necesita dos litros de agua al día. La mayoría de especialistas no recomiendan este tipo de ayuno.

Ayuno con jugos

- Consumo exclusivo de zumos frutales o caldos vegetales.
- Aporte mínimo de calorías y vitaminas necesarias.
- Mantenimiento de una mínima cantidad de nutrientes.
- Reducción considerable de la energía invertida en procesos digestivos.
- Ingesta de agua las 24 horas.

El ayuno con jugos consiste en ayunar con el acompañamiento de caldos vegetales, zumos de fruta o un combinado de los dos. Es mucho más llevadero que el ayuno hídrico y algunos profesionales lo recomiendan por tratarse de un método «menos agresivo» para el cuerpo, ya que se mantiene el aporte suficiente de calorías y vitaminas esenciales para los tejidos. Por otro lado, la ingesta de jugo mitiga el hambre, por lo que puede ser un buen método para principiantes: una manera asequible de empezar a notar los beneficios físicos y psicológicos del ayuno terapéutico.

La principal característica de este tipo de ayuno es que permite mantener una cantidad de nutrientes suficiente para seguir llevando las actividades del día a día. En cierto modo se trataría de un ayuno «de andar por casa». Una práctica que muchas personas llevan a cabo por su cuenta gracias a la mínima sensación de cansancio que produce. Se trata de alimentos fácilmente digeribles: reduciremos al mínimo la energía destinada a la digestión y a los procesos que ello implica.

Sus efectos más notables, que en nuestras terapias percibimos de un modo muy directo, son el aumento de vitalidad de sus practicantes y, por supuesto, la depuración del organismo. Una mayor sensación de bienestar se apodera de los ayunadores gracias a los beneficios del aporte nutricional de frutas o vegetales. El ayuno con jugos contribuye a la sanación del cuerpo, al mismo tiempo que colabora a la limpieza general del organismo.

De hecho, al ingerir alimentos sanos durante la práctica del ayuno, aportaremos al organismo vitaminas, minerales y enzimas sin saturar el aparato digestivo. En cierto modo, y así se lo comunicamos a nuestros ayunadores, se trata de «dar unas vacaciones» al cuerpo, que, de pronto, nota el aporte en exclusiva de alimentos sanos fácilmente digeribles.

El ayuno con jugos supone un proceso gradual no tan intenso como el ayuno hídrico, pero igual de efectivo. Dependiendo de las necesidades de depuración, este ayuno puede alargarse de pocos días a semanas, y debe realizarse siempre bajo la supervisión de un profesional.

Recomendaciones para el ayuno con jugos

La ingesta de jugos tiene sus particularidades. Para empezar, se trata de líquidos con mucho sabor, por lo que una ligera disolución en agua podría facilitar su ingesta (teniendo en cuenta que es del componente principal del menú del día). Además, entre toma y toma de jugo es necesaria la ingesta continua de agua.

- Cantidad diaria alrededor de tres vasos.
- Dos litros de agua diarios.
- Una o Dos infusiones por la mañana y por la noche.

Es recomendable tomar los jugos justo después de licuar o exprimir, dedicándoles su tiempo, ya que se trata de nuestra «comida». Sin prisas, calmadamente, debemos disfrutar de su ingesta con toda nuestra atención. Un buen truco es el de tomar el jugo con cuchara, lo que alargará la comida y saciará nuestros sentidos. Una de las «trampas» de los ayunadores expertos es ir aumentando la cantidad de zumo en cada toma, por lo que, a medida que pasa el día, iremos recibiendo «premios» a nuestro ayuno.

Otro modo de disfrutar intensamente de estas comidas es preparándose uno mismo los zumos, que, por supuesto, deberán ser del todo naturales. No está de más recordar que los productos envasados contienen colorantes, conservantes y potenciadores del sabor. Unas toxinas que, en nuestras condición de ayunadores, trataremos de evitar.

En caso de personas con patologías como hipoglucemia, diabetes, hipotiroidismo o disfunciones renales, es necesario mantener los niveles de azúcar, por lo que es recomendable ingerir frutas enteras. En caso de debilidad, para estabilizar el cuerpo se requiere una pequeña ingesta de alimento sólido como arroz integral con verduras.

Un menú a base de jugos

Es importante experimentar con combinaciones originales de frutas y vegetales: resultarán más originales y supondrán una gran estimulación para seguir con el ayuno. Preparar y degustar el zumo debe ser un disfrute y no una obligación. Si combinamos zumos de frutas y caldos vegetales hay que tener en cuenta la proporción de 20 por 100 frutas y 80 por 100 verduras, ya que las frutas contienen muchos azúcares. Además, quizás es mejor tomar los zumos de frutas por la mañana para favorecer una mejor digestión.

Un menú tipo podría ser:

- Para empezar: infusión de hierbas.
- Media mañana: zumo de manzana con naranja, limón y col.
- Comida: jugo de remolacha con pepino y zanahorias.

- Merienda: jugo de col rizada con espinacas, apio y jengibre.

- Cena: jugo de zanahoria con col, pepino, manzana y lima.

- Antes de dormir: infusión de hierbas.

La moda *smoothie*

Lo que empezó como una alternativa sin alcohol a los cócteles para los días de resaca, las famosas de Hollywood lo han convertido en el secreto de su belleza: los *smoothies*. O lo que es lo mismo: zumos y batidos a base de verduras que tienen propiedades depurativas para el organismo, que previenen enfermedades y colaboran en el mantenimiento de una salud óptima. Además de tener efecto adelgazante como sustitutivo de la comida, otro beneficio colateral para las estrellas es que son un buen argumento contra la adicción a la cafeína.

Un ejemplo de cóctel de enzimas y clorofila, rico en vitaminas A y K y calcio que supone una gran ayuda para adelgazar, puede ser un batido de albahaca, brócoli, berros, una cucharada de germen de trigo, una cucharada de granos de lino y un limón exprimido. Se bate todo junto y se añade miel. Un buen tentempié para tomar en casa.

Ayuno de sirope de savia

- Ayuno de siete a diez días.

- Aporta sales minerales: calcio, hierro, magnesio, manganeso, cinc, sodio y potasio.

- Depura y desintoxica el organismo.

La cura con sirope de savia fue creada por Stanley Burroughs, un naturópata hawaiano interesado en la depuración del organismo. Para mejorar el ayuno tradicional acudió a la savia del arce, la base del sirope.

El arce es un árbol que crece en los bosques de Norteamérica del que los indios extraían su savia para sanar. Ya madura, contiene sales minerales como calcio, cinc, hierro y manganeso. Esas sales estaban sujetas al clima y el lugar, así que a la receta se le añadió savia de palma tropical, muy rica en oligoelementos. Está pensada para realizar una depuración de siete a diez días haciendo tres ingestas diarias a la hora de las comidas.

El cuerpo, además, recibe también los beneficios del limón y de la cayena. El limón es fuente de minerales y vitaminas y es un potente antibiótico presente en la naturaleza que contiene también vitamina C. El ácido cítrico, además, favorece la fijación del calcio y participa en el ciclo de metabolización de las proteínas, los lípidos y los hidratos de carbono. Por ello, el limón se considera un gran agente adelgazante, ya que elimina de los tejidos los depósitos de grasa. Por último, la cayena ayuda a descomponer las flemas y a renovar la circulación de la sangre.

Aunque hoy en día se puede llegar a encontrar esta mezcla en los supermercados, la receta de la preparación es sencilla y se puede efectuar en casa. En una botella de litro y medio se mezcla:

- Dos dedos de sirope de arce del grado C.
- Zumo de dos limones.
- Una pizca de cayena molida.
- Una pizca de pimentón.

El ayuno de sirope se puede combinar con la ingesta de infusiones de hierbas depurativas. Algunos especialistas consideran que este tipo de ayuno aporta cantidades muy elevadas de azúcares simples, y recomiendan otros tipos de ayuno donde el aporte de azúcares sea menor.

Monoayuno o monodieta frutal

- Adecuada para principiantes.
- Ingestión de una sola clase de fruta o verdura.
- Manzana, uva y cítricos, los campeones de la depuración.
- Para realizar un descanso digestivo en días puntuales.

Aunque no se trata de un ayuno en sentido estricto, hemos decidido incluir una dieta muy útil para depurar el cuerpo, que, además, es muy adecuada para aquellas personas que más adelante quieran iniciarse en el arte de ayunar. Consiste en ingerir un solo tipo de verdura o de fruta, un cambio total en nuestra dieta que facilita las digestiones y, al mismo tiempo, desintoxica y limpia nuestro organismo, ya que reduce la actividad digestiva al mínimo. Algunas de estas dietas son muy populares como métodos de adelgazamiento.

Cada fruta o verdura tiene sus propias propiedades, pero, en cualquier caso, no es recomendable realizarlas más de tres veces al año, ya que se consideran dietas desequilibradas, con carencias nutricionales. Por ejemplo, la dieta de la naranja persigue un rápido adelgazamiento al acelerar el metabolismo. Además, se trata de un gran aporte de potasio y sodio con un alto contenido en fibra y vitaminas.

Otra monodieta frutal célebre por ser muy baja en calorías es la del pomelo. Esta fruta no tiene materia grasa y, gracias a la cantidad de agua y fibra, provoca sensación de saciedad, lo que la convierte en una dieta fácil de seguir. Se suele asociar al pomelo un fortalecimiento de piel, cabello y uñas. Un excelente aliado contra el envejecimiento.

Un retiro de ayuno

A partir de nuestra experiencia en el arte de ayunar, en *Los beneficios del ayuno* hemos desarrollado un método que puede ajustarse fácilmente a las diferentes necesidades de cada persona. Su combinación con senderismo, yoga y técnicas de relajación lo convierten en un excelente ayuno depurativo que, además, ayuda a conservar la línea.

El menú tipo que llevamos a cabo combina diferentes preparados de frutas y verduras:

Prepararse para ayunar

Todos los ayunos requieren una preparación que será más larga cuanto más estricto sea el parón en la ingesta de alimentos. A modo de ejemplo detallamos a continuación los pasos a seguir para realizar una dieta monofrutal. Aunque no se trata de un ayuno estricto, acostumbrar al cuerpo a la toma exclusiva de manzana requiere preparación.

Predieta

El día anterior a empezar la dieta debe acabarse la jornada con una cena ligera como ensalada o verduras acompañadas de arroz integral hervido. Deben reducirse también los alimentos procesados y proteicos (carnes, embutidos, etc.).

Dieta

La ingesta de manzanas consistirá en tres o cuatro piezas de fruta al día que deben ser saboreadas con atención. Preferiblemente, deben utilizarse manzanas de cultivo ecológico y en el punto óptimo de maduración. Es necesaria también la ingesta de dos litros de agua, que se puede aliñar con limón, un eficaz agente depurador. El descanso combinado con ejercicio muy ligero ayudará a relajarse e incrementará el bienestar.

- Desayuno (9 horas): infusión.
- Comida (13 horas): licuado de frutas y verduras.
- Merienda (17 horas): infusión.
- Cena (20 horas): caldo de verduras.

Posdieta

Para romper este «ayuno», debemos empezar a incorporar otros alimentos de modo gradual y progresivo. Primero, diversas clases de fruta al inicio del día, luego menús suaves como ensalada, arroz integral y verduras. Dependiendo de la intensidad de la dieta de manzanas, debemos seguir un proceso más largo de aclimatación. Para tres días de monodieta, por ejemplo, cuatro días de «aterrizaje» a la vida normal serían suficientes.

Dieta multifrutal

- Moderación en las combinaciones de frutas.
- Frutas de origen orgánico y local.
- Una o dos frutas por comida.

Muchas personas que quieren ayunar, habiéndose informado de todo lo preciso para detener la ingesta de comida, consideran la dieta multifrutal como una experiencia «fácil» o, por lo menos, llevadera comparada con el ayuno. La realidad no es así, ya que no hay tanta diferencia en la sensación de hambre. Además, aunque no requiere tanta preparación como el ayuno, lo cierto es que quien la practica se expone más a efectos secundarios. Corre el peligro de no tolerar correctamente las combinaciones de determinadas frutas.

En nuestros cursos ha sucedido repetidamente que alguien interrumpe una dieta multifrutal al resultarle indigesta la mezcla de algunas frutas. Así que deben evitarse la combinación de frutas ácidas con dulces, por ejemplo. O tener cuidado con productos como el melón, de digestión complicada, o el plátano, cuyo exceso de almidón interfiere en la limpieza del organismo.

Porque esto es en lo que consiste este tipo de dieta, la suma de distintas frutas para conseguir un determinado objetivo dietético y, en muchos casos, acercarse a la práctica del ayuno. No se trata de incluir frutas en la dieta, sino de alimentarse exclusivamente de ellas, añadiendo también alguna infusión de hierbas diuréticas que pongan en marcha la función renal (diente de león, cola de caballo, etc.) y ayuden a disminuir la hinchazón. Algunas frutas ideales para esta dieta son cítricos, manzanas y uvas.

Las frutas tienen muchas propiedades. Contienen mucha agua, vitaminas, minerales y flavonoides (elementos con grandes efectos antioxidantes). El potasio combinado con el agua de las frutas tiene también una acción diurética, por lo que ayuda a depurar nuestro cuerpo. En general, la fruta, al ser muy rica en fibra, colabora en la eliminación de las impurezas del intestino, evitando el estreñimiento.

Aconsejamos comer las frutas con piel, ya que así conservan la mayor parte de vitaminas y minerales. Por ejemplo, la pera contiene un componente en su piel llamado arbutina que se utilizaba tradicionalmente para tratar las infecciones del tracto urinario y que favorece la eliminación de las manchas aclarando la piel. También recomendamos comer la fruta cruda, ya que, al cocinarla, pierde muchas propiedades. Por supuesto, es mejor que las frutas sean frescas y provenientes del cultivo ecológico; las frutas contaminadas pueden incorporar tóxicos de los tratamientos fitosanitarios.

Como en otros tipos de dietas y ayunos, la mejor época para llevarlo a cabo es durante el buen tiempo. Y como ya hemos dicho, se debe poner atención en disfrutar y saborear cada comida para incrementar la saciedad. La experiencia se convertirá en un estado de bienestar cuanta mayor concentración pongamos en ella.

Flavonoides

En numerosas dietas los flavonoides aparecen regularmente. Pero ¿qué son? Muy simple. Este complicado nombre designa los pigmentos naturales que encontramos en los vegetales y su fama proviene de las propiedades protectoras contra elementos oxidantes como la contaminación o los rayos ultravioleta. Fueron descubiertos por el premio Nobel húngaro Albert Szent-György, quien además descubrió la vitamina C. Los flavonoides aparecieron cuando consiguió aislar la cáscara de un limón mientras estudiaba el ciclo del ácido cítrico.

Descubrió, concretamente, la citrina, que regula la permeabilidad de las pequeñas arterias. Hoy en día se han identificado en plantas, frutas y verduras más de cinco mil flavonoides. Naranjas, uvas, espinacas o brócoli tienen capacidad antioxidante y protegen contra el colesterol malo. Además, previenen enfermedades del corazón y cerebrovasculares y son anticancerígenos.

Monodieta de arroz integral

- Ingesta de arroz integral.
- Consumo de 3-6 tazas de arroz por día.
- Duración de la dieta de 3-7 días.

- Metabolización lenta y aporte de azúcares gradual.
- Alternativa al ayuno para climas y periodos fríos.
- Indicada para personas mayores o débiles.

Una dieta particularmente sana consiste en el consumo exclusivo de arroz. Práctica que surgió como una técnica de sanación de la medicina ayurvédica y que, aún hoy en día, sigue vigente. El arroz debe ser integral; aunque no se trata de un ayuno estricto, esta monodieta ofrece gran cantidad de beneficios para el organismo.

Las ventajas del arroz integral se basan en que, al tratarse de un carbohidrato complejo, los azúcares que aporta, es decir, la energía, es absorbida por el cuerpo lentamente. También la depuración se lleva a cabo durante más tiempo: la limpieza del organismo tiene lugar de un modo menos traumático que en monodietas como la de frutas, donde los azúcares simples o de asimilación rápida aumentan la rapidez de la depuración. Por este motivo, la dieta del arroz está especialmente indicada para las personas débiles o mayores. Además, mantiene el cuerpo caliente y puede ser, sin duda, una alternativa al ayuno en épocas del año de bajas temperaturas.

Preparación del arroz

La medicina ayurvédica recomienda el uso exclusivo de arroz basmati para este tipo de dietas, ya que, según las prácticas hindúes, se trata de un alimento aceptable para los tres *doshas* o constituciones físicas en que se dividen todas las personas. El sabor de este tipo de arroz es especialmente apreciado en la India y Pakistán, de donde es originario. De hecho, su nombre en hindi significa «reina de las fragancias».

Antes de cocinarlo, se suele dejar en remojo para eliminar la gran cantidad de almidón que contiene. Para la dieta, y con el objetivo de facilitar una mejor asimilación de los nutrientes, el remojo será de unas siete horas.

El tiempo de cocción del arroz basmati no llega a los 20 minutos. Para aliñarlo, durante la cocción puede añadírsele sal de mar o miso. De hecho, esta pasta japonesa contiene también sal de mar, además de semillas de soja. En China y Japón son conocidas las propiedades curativas del miso gracias a sus enzimas, que favorecen la digestión, mejorando el tránsito intestinal y la reconstrucción de su flora.

Un condimento como la cayena molida es un buen recurso para mantener el calor en el organismo. Además, una cucharada de mantequilla o aceite de coco puede constituir en la ración de grasas necesaria para favorecer la sanación de los tejidos y la depuración del cuerpo.

El mejor momento para preparar la cantidad necesaria para pasar el día es a primera hora de la mañana. Para el recalentado usaremos una vaporera al baño María o, según el caso, el horno; evitando en todo momento el uso del microondas.

Ayuno intermitente

- Combinación de alimentación normal y ayuno.
- Fases de ayuno cortas y no ayuno sin limitaciones excesivas.

Uno de los tipos de ayuno con más difusión, gracias a su versatilidad y adaptación al modo de vida actual, es el ayuno intermitente. Una técnica que consiste en la alternancia de pequeños periodos de ayuno con fases de ingesta moderada de alimentos.

Lo que más sorprende de esta práctica es la no prohibición de un determinado tipo de alimentos en los periodos en que se rompe el ayuno. Se trata, y así se lo indicamos a los ayunadores principiantes, de seguir el sentido común: una dieta equilibrada y sin excesos no acarreará ningún problema para la salud. Por otro lado, grandes comidas repletas de calorías, fritos y azúcares no pueden acompañar al ayuno, pues supondrían una agresión al cuerpo del mismo modo que lo harían en una dieta normal.

El ayuno intermitente tiene a su favor la facilidad que supone su seguimiento. Por ello suele ser recomendado para personas que se inician en el arte de ayunar. Es evidente que los beneficios de este tipo de ayuno requerirán más tiempo que los de otro tipo de técnica más estricta. Aun así, son sorprendentes sus cualidades, que se basan en la diferencia entre las calorías consumidas en el no ayuno y las que ingerimos durante el ayuno, siempre por debajo de las 300 calorías.

Las fases en que se suspende la ingesta de alimentos pueden llevarse a cabo con los ayunos recomendados anteriormente e incluso con monodietas. Por lo general, se realiza dividiendo la semana en cinco días de dieta normal siempre saludable, con dos días de ayuno. Otra posibilidad sería usar la combinación de 3-1-2-1, en que el ayuno se reduce a jornadas individuales entre la dieta habitual.

Así, aunque el organismo reduce la actividad del aparato digestivo, no llega a los niveles de reducción de gasto energético de un ayuno hídrico o de caldos. No obstante, y gracias a las pequeñas fases en las que está permitido comer, se regula la sensación de hambre, haciéndola muy llevadera.

5 ¿Cómo preparar un ayuno?

Todos hemos oído multitud de casos de personas que pasadas la Navidades o en el fragor de la «operación bikini» deciden llevar a cabo un ayuno como método drástico de adelgazamiento. Van al súper a comprar sirope de arce o acaban con cantidades industriales de alcachofas en su carrito. Preparan sus líquidos mágicos y ya. Empiezan a ayunar de golpe. Al día siguiente lo más probable es que estén desesperadas por comer cualquier cosa sin importar cuáles pueden ser sus efectos en la salud. En el caso de que aguanten unos días, la experiencia habrá sido tan dura que no querrán volver a oír hablar del ayuno en su vida.

Esta presentación es un poco cómica, pero no se aleja de lo que puede suceder si se lleva a cabo un ayuno sin preparación alguna. Y aún hay más. Es más probable que esto suceda si no disponemos del asesoramiento adecuado. Así que, antes de empezar a ayunar, hay que plantearse si hacerlo solo o buscar ayuda.

¿Ayuno asistido o ayuno personal?

No pretendemos demonizar los ayunos personales. Nada más lejos de la realidad. Un ayuno llevado a cabo en solitario puede resultar una experiencia con el propio cuerpo de lo más íntima y enriquecedora. Eso sí: debe prepararse con tiempo y con conocimiento. Lo cierto es que ya sea por precipitación, por falta de medios o, simplemente, por inexperiencia, una gran cantidad de los llamados ayunos personales acaban embarrancados al cabo de poco tiempo.

Y no hablemos ya de los que, sin ninguna experiencia, deciden poner en práctica un ayuno hídrico por su cuenta. La incapacidad para leer los signos de alarma que nos puede mandar el cuerpo puede llevar a la persona a un desmayo o, lo que es peor, a una visita al hospital. Por eso recomendamos empezar con algún guía que, en un lugar preparado para tal fin, asista nuestro camino en este arte y lo convierta en una experiencia agradable.

Ayuno asistido	Ayuno personal
Seguimiento profesional	Seguimiento del propio ayunador
Acceso a personal sanitario	Necesario desplazamiento a un centro médico
Talleres y actividades sobre vida saludable	Depende del interés del ayunador
Actividades físicas guiadas	Actividades físicas en solitario
Experiencia compartida	Experiencia íntima
Desconexión y entorno relajado	Ayuno propenso a interrupciones
Control sobre el hambre	Tentaciones al alcance

Los centros de ayuno

Para canalizar el interés por ayunar que existe entre sus ciudadanos, en países como Estados Unidos, Alemania o Francia se ha institucionalizado la figura del centro de ayuno. Un espacio donde contratar los servicios de ayuno asistido o ayuno guiado y donde el ayunador se ve siempre acompañado durante su terapia. Ahí es diseñada su dieta, y antes y después del ayuno puede compartir su experiencia con otros compañeros para hacerla más enriquecedora. Entre otras cosas, goza de un chequeo médico donde monitorizar sus constantes que maximiza las posibilidades terapéuticas de esta técnica. En nuestro país, los sitios especializados en el ayuno se encuentran dando sus primeros pasos. Poco a poco, empieza a existir una oferta variada de centros donde los ayunadores encuentran tutela y seguimiento para su experiencia.

En general, los centros de ayuno se engloban en la definición genérica de centros de salud, aunque en los últimos años la oferta se ha especializado y se pueden encontrar desde espacios dedicados al *wellness* o casas de reposo que respiran creatividad, hasta en espacios orientados al deporte que proponen el ayuno como una actividad complementaria junto al yoga o el senderismo.

Una de las ventajas que ofrecen este tipo de instalaciones es el alejamiento del estrés y del día a día de los entornos urbanos, favoreciendo la práctica del ayuno gracias al relax que se respira en estos centros. Por otro lado, compartir las vivencias con otras personas que las están llevando a cabo ayuda a convertir el ayuno en una experiencia holística, donde no sólo cambiamos físicamente, sino que nuestra mentalidad da un salto hacia una mayor calidad de vida. Una estancia de tan sólo tres días en un centro de estas características puede obrar grandes cambios en nuestra persona, empezando por la depuración del organismo.

Ayuno por cuenta propia

Siempre es posible practicar el ayuno en casa, sin más ayuda que uno mismo y la experiencia y los conocimientos que se han ido adquiriendo a lo largo del tiempo. De hecho, las estadísticas demuestran que esta modalidad es la más practicada, por lo que puede llegar a considerarse el ayuno tradicional a día de hoy en el mundo occidental. Por supuesto, recomendamos una visita al especialista antes de llevarlo a cabo. Un chequeo médico antes de empezar nos hará sentir más seguros y, quizás, nos llevará a desestimar su práctica si no estamos preparados para ello.

El ayuno personal puede realizarse en un entorno vacacional, o bien durante el día a día, en caso de tratarse de un ayuno ligero, pudiendo llegar a convertirse en un acto puntual si practicamos ayunos intermitentes o monodietas. Una buena opción es compartir esta experiencia para asegurar su seguimiento y convertirla en un acto más distendido, así que el apoyo de familiares y amigos es muy aconsejable. Regular la ingesta resultará más fácil si se goza de cómplices.

La puesta a punto para el ayuno

Existen distintas técnicas de ayuno, con distintas intensidades y objetivos variados que bien puede ser que no se ajusten a todo el mundo. Así que, para empezar, es aconsejable la visita a un especialista que, según la finalidad del ayuno y la salud y la experiencia de la persona que lo va a llevar a cabo, determine qué tipo de terapia es necesaria. Se trata de una actividad terapéutica, así que a las personas que acuden a nuestra consulta les insistimos en que cuanto más se acomode la terapia a las necesidades de su persona, más provechosa será la experiencia para su organismo.

Prever la duración del ayuno

Como se aprecia en la tabla siguiente, la terapia del ayuno se divide en tres grandes bloques generales según su objetivo: terapéutico, de mantenimiento y regular. Hay que tener en cuenta que algunos de estos tipos de ayuno pueden solaparse y resultar en un mismo fin con distintos medios. O puede que tal vez la persona interesada no tenga una buena forma física, no disponga de tiempo o cualquier otra situación. Este cuadro es tan sólo un indicador para prever cuál podría ser la duración del ayuno.

Tipo de ayuno	Indicaciones	Duración mínima	Duración máxima	Periodicidad
Terapéutico	Dieta de adelgazamiento Desintoxicación / Curación de patologías	10 días	30 días	Una o dos veces al año, dependiendo del estilo de vida
De mantenimiento	Mejorar la salud Transición entre ayunos terapéuticos	3 días	5 días	Una vez al mes Varios al año (2-5) dependiendo del estilo de vida
Regular	Como hábito para una vida saludable	12 horas	36 horas	Una o dos veces a la semana

Ajuste de la intensidad del ayuno

Una vez definida qué finalidad tendrá nuestro ayuno y cuáles serán los parámetros generales de duración y periodicidad, debemos concretar su intensidad. ¿Cómo? A partir de nuestra experiencia en el arte el ayuno y de nuestro estado de salud y forma física.

La intensidad del ayuno designa la cantidad y tipo de nutrición que se llevará a cabo. Este parámetro divide los ayunos en tres grandes grupos: absoluto, parcial e intermitente y, lógicamente, cuanto más estricto sea el ayuno, más rápidos serán sus efectos y menor duración requerirá.

Tipo de ayuno	Alimentación	Duración	Recomendación
Hídrico	No se ingiere alimento, ni sólido ni líquido. Sólo agua	1-10 días	Expertos
Parcial	Inclusión de agua y/o líquidos como jugos o infusiones, caldos	3-10 días	Iniciados Principiantes bajo control de profesionales
Intermitente	Alternancia del ayuno y no ayuno, variabilidad en las opciones de ingestas de alimentos	Períodos dilatados	Principiantes

Estos tipos de ayuno exigen una preparación y salida específica.

Fases del ayuno

El ayuno es una práctica en la que se pone al cuerpo en condiciones muy distintas al día a día: por ello debemos entrar gradualmente en él. Tampoco se puede interrumpir de golpe: suavemente, volveremos a la vida normal. A continuación, exponemos una serie de recomendaciones extraídas de muchos años de práctica y guía de grupos de ayuno para poner el cuerpo a punto para su práctica, llevarla a cabo en las mejores condiciones y volver a la vida normal sin ningún rasguño.

Antes del ayuno

Para empezar, la práctica del ayuno debe ser guiada por la motivación. Hay que despejar cualquier duda al respecto mediante el conocimiento: leyendo libros, visionando documentales, asistiendo a charlas o compartiendo inquietudes con personas que lo hayan vivido. Sólo así seremos capaces de llevar a cabo una experiencia que es completamente desconocida para nuestro cuerpo y para la que hace falta estar preparados psicológicamente.

La actitud proactiva nos ayudará a sobrellevar los momentos más duros, y el convencimiento sobre los beneficios del ayuno tendrá un efecto multiplicador sobre nuestro organismo. Poniendo en práctica esta técnica de forma más relajada, llegaremos más lejos que si lo tomamos como una obligación. Compartir el proceso nos ayudará también a que se convierta en una vivencia más gratificante.

Hablando ya de la preparación física propiamente dicha, cabe decir que no se puede dejar de comer de un día para otro. Así pues, el ayunar significa también una aclimatación previa que, en líneas generales, consiste en ir disminuyendo el volumen de actividad que lleva a cabo nuestro sistema digestivo.

- Retirada escalonada de alimentos de origen animal y de líquidos que no sean ni agua ni zumos.

- Abandono de cereales y legumbres, para optar por una dieta de verduras.

- Alimentación a base de crudos (germinados y frutas), eliminando progresivamente la verdura.

- Dieta de frutas complementada con caldos de hortalizas e infusiones.

Aunque el ayuno que vayamos a poner en práctica sea de corta duración, no debe iniciarse de la noche a la mañana. Así, si es de tan sólo un día, con aligerar la cena de la noche anterior será suficiente. Evidentemente, cuanto más largo sea el ayuno, más horas de preparación requerirá. Es importante también abandonar progresivamente tabaco, alcohol y cafeína, ya que los dolores de cabeza asociados al síndrome de abstinencia podrían añadirse a los efectos del ayuno.

Duración	Preparación	Después del ayuno
Ayuno de 3 días	2	2
Entre 6 y 10 días	5	5
Más de 10 días	7	7

Durante el ayuno

Además de seguir las limitaciones alimentarias que nos hemos propuesto, existen una serie de prácticas que pueden hacer más llevadero el ayuno. Prever los siguientes puntos nos ayudará en el seguimiento de la terapia y la convertirá en una experiencia de lo más agradable:

- Entorno relajado sin estrés ni obligaciones.
- Ejercicios físicos suaves.
- Beber dos litros de agua diarios.
- Descanso.
- Aseo diario que favorezca la depuración.
- Hidroterapia de colon.

Como ya hemos comentado anteriormente, el espacio ideal para practicar el ayuno es aquel que está alejado del día a día: separado de las obligaciones laborales y de las tensiones domésticas. Si no nos es posible alejarnos de la ciudad o de la rutina diaria, debemos crear nuestro propio espacio para convertir el ayuno en un momento de paz, transformando la ingesta limitada de alimento en un espacio de reflexión que nos ayude a estar mejor con nosotros mismos. Un buena opción que ayuda en este propósito es llevar a cabo actividades deportivas de baja intensidad.

El senderismo es una de las prácticas que más recomendamos, ya que, al estar asociada a la naturaleza, eleva el ayuno a una dimensión más espiritual que nos ayuda a sentirnos más en sintonía con el propio cuerpo. Lo mismo sucede con el yoga, los estiramientos o los ejercicios de relajación, preferiblemente realizados al aire libre. Estas actividades rompen la rutina diaria de las comidas y nos permiten establecer unas nuevas pautas terapéuticas con mayor facilidad. Por supuesto, la intensidad del ejercicio dependerá de la forma física, de la capacidad de cada uno y de los efectos que esté teniendo el ayuno sobre el propio cuerpo.

Estos ejercicios deben ir combinados con periodos de descanso. Dormiremos sin limitaciones de tiempo y a cualquier hora. De hecho, será nuestro organismo el que regule el sueño, aunque el efecto del ayuno suele ser el contrario: generalmente, los ayunadores suelen sentirse más despiertos y con menor necesidad de descansar. No obstante, uno de los efectos secundarios del ayuno suelen ser los mareos, así que es bueno echar una cabezadita o simplemente tumbarse a descansar de vez en cuando.

Los médicos recomiendan la ingesta de dos litros de agua diarios para mantener el cuerpo hidratado. Añadir unas gotas de limón es un buen truco para darle un sabor diferente al agua al mismo tiempo que aportamos enzimas beneficiosas para el organismo. El agua, además, tiene unas propiedades depurativas que facilitarán la desintoxicación. Para favorecer este proceso, además, debemos masajearnos en seco la piel regularmente con un guante de crin. Con esta acción, mejoramos la secreción de toxinas por la piel y por el sistema linfático. Distintas técnicas de respiración favorecen también la renovación de nuestra sangre.

Hidroterapia de colon

Una de las recomendaciones que más suelen sorprender a nuestros pacientes es la de realizar una hidroterapia de colon durante la práctica del ayuno. Se trata de una técnica terapéutica que tiene por objetivo la eliminación de los desechos orgánicos que se acumulan en la última porción del aparato digestivo. De hecho, el colon es uno de los principales órganos de eliminación de toxinas de nuestro organismo y los malos hábitos alimentarios adquiridos a lo largo de la vida hacen que se acumulen en él gran cantidad de sustancias nocivas.

Gracias a una cánula que permite la entrada y la salida del agua y a una máquina que activa el movimieno del agua, se pone en marcha un lavado intensivo y de gran profundidad del intestino grueso. Esta técnica mejora la depuración del organismo al conseguir que el agua arrastre los restos fecales adheridos a las paredes del colon, liberar los gases retenidos y eliminar las toxinas acumuladas en las mucosidades intestinales, consiguiendo una agradable sensación de bienestar.

Hay que tener en cuenta que los intestinos no se mueven durante el ayuno, por lo que una limpieza es una buena puesta a punto para cuando reanuden su actividad con la posterior ingesta de alimentos. Se trata de una técnica segura e indolora que no requiere ningún esfuerzo por parte del paciente y con una duración de unos 45 minutos.

Después del ayuno

Romper el ayuno es una de las fases más importantes de esta técnica, ya que hay que llevar a cabo una buena readaptación del organismo a la dieta habitual. El tiempo de «aterrizaje» será más largo cuanto más largo haya sido el ayuno. Por regla general, se toma la referencia de 6 días de adaptación por cada diez días de ayuno.

La primera ingesta que recibe nuestro organismo debe estar compuesta de alimentos de fácil digestión y que nos aporten muchos nutrientes y, a partir de ahí, la progresión de la dieta deber ser lenta y gradual.

Cada ayuno tendrá un postayuno más adecuado. Por ejemplo, para romper el ayuno hídrico es bueno empezar con caldos de verduras y, lógicamente, si el ayuno ha sido de jugos, tomaremos algun alimento de mayor intensidad, como fruta, ensalada o verduras. Para valorar qué alimentos debemos incorporar, en la página siguiente mostramos una lista según la facilidad de digestión de algunos de ellos. En el caso de que nuestro estómago tenga dificultades de digerir alimentos crudos como frutas o ensaladas, optaremos por alimentos cocidos como compota de frutas , cremas de verduras o verduras al vapor.

En todos los casos es importante tener en cuenta la dimensión y el modo de ingesta de las raciones de estos alimentos. Deben ser pequeñas, ya que el tamaño de nuestro estómago habrá menguado durante el ayuno, y debemos masticar de una forma lenta y pausada, mezclando bien los alimentos con la saliva.

Por supuesto, no hace falta insistir en ello, pero es importante que la salida del ayuno vaya acompañada de un cambio en el estilo de vida. El ayuno debe ser una oportunidad para reeducar nuestros hábitos alimenticios. En el caso de querer adelgazar, por ejemplo, el ayuno habrá sido una gran parte del camino, pero alimentarse adecuadamente será la mejor manera de mantener el peso adecuado. Una vida saludable debe incorporar el practicar deporte, no fumar, dormir ocho horas diarias, etc.

	Desayuno	Media mañana	Comida	Merienda	Cena
Fase 1 2 días	Fruta	Infusión	Ensalada o verdura	Infusión	Caldos o cremas
Fase 2 2 días	Fruta	Puñado de frutos secos naturales	Ensalada o verdura + Arroz integral	Fruta	Caldos o cremas + Arroz integral
Fase 3 2 días	Tostada de pan de centeno o espelta con mermelada bio o aceite de oliva o Fruta o Muesly con bebida vegetal	Puñado de frutos secos naturales	Ensalada o verdura + Arroz integral + Pescado, huevos, pollo	Fruta o yogur bio	Caldos o cremas + Arroz integral + Proteína animal o vegetal

Estas fases deben acompañarse de la toma diaria de 2-3 litros de agua e infusiones.

6

¿Qué pasa cuando ayunamos?

Nuestro cuerpo es muy sabio y, al dejar de ingerir alimentos, pone en marcha toda una serie de mecanismos que le permiten mantener el aporte de energía para poder seguir ejecutando sus funciones vitales, incluyendo las del aparato locomotor. En ese momento de reposo, el organismo consigue reaprovechar sus excedentes, favoreciendo así la salud. Una oportunidad para depurar y limpiar nuestro sistema, que emerge saludable después de la experiencia.

Según el doctor Shelton, naturópata de la corriente higienista, el ayuno desencadena cuatro actividades básicas:

- Reposo del cuerpo: los procesos de ingesta de alimentos disminuyen.
- Consumo de las reservas: grasa y músculos.
- Desintoxicación: intestino, pulmones, hígado, riñones y piel.
- Reaprovechamiento de energía: se destina a limpieza, excreción y reparación de tejidos.

Con el ayuno, el cuerpo se libera de los mecanismos que diariamente y, sin descanso, ponen en marcha el aparato digestivo, así como de los esfuerzos mecánicos, secretores y nerviosos asociados al circuito de la alimentación. En cierto modo, se trataría de «darle unas vacaciones» a unos órganos que trabajan a pleno rendimiento los siete días de la semana durante todos los meses del año y permitir, con este reposo, que recuperen las fuerzas para poder trabajar otra vez al 100 por 100.

Adaptación automática del organismo

Al dejar de ingerir alimentos, el sistema nervioso autónomo adapta, de modo automático, todas las funciones del cuerpo al nuevo estado en ayunas. Primero, es el sistema simpático el que entra en acción:

- Aumenta la adrenalina.
- Moviliza las células adiposas para el consumo energético.
- Acelera el pulso.
- Expulsa la acumulación de líquido del cuerpo.
- Disminuye los jugos gástricos.
- Aumenta la cortisona.

Nervios y hormonas

Desde un punto de vista funcional, el sistema nervioso se divide en sistema nervioso somático y sistema nervioso autónomo. El sistema nervioso somático se basa en la consciencia para llevar a cabo sus acciones (el tacto, el movimiento, etc.). Mientras que el sistema nervioso autónomo es capaz de funcionar sin que el individuo sea consciente de ello (ritmo del corazón, sudoración, equilibrio de la temperatura, secreción de ácido clorhídrico para la digestión). Este último se divide en sistema simpático o de activación y parasimpático o de relajación.

Otro elemento de control no menos importante pero de respuesta más tardía es el sistema hormonal, que mediante un conjunto de glándulas y hormonas es capaz, de forma inconsciente, de modificar ciertos comportamientos de órganos y tejidos corporales. Estos dos elementos de control, sistema hormonal y sistema nervioso, están plenamente relacionados. Funcionan como piezas de un mismo engranaje que se encargan de adaptar y mantener el equilibrio de los diferentes sistemas del individuo.

El sistema nervioso simpático se suele poner en marcha a partir de estímulos como el ejercicio, el estrés o la emergencia y desencadena mecanismos de aceleración, liberando hormonas desde glándulas repartidas por todo el cuerpo. Mensajeros químicos que llegan a las células y traen órdenes para que ejecuten algún tipo de efecto.

Así que el cuerpo, al percibir el ayuno como una amenaza, pone en funcionamiento el sistema simpático. Cuando nota la falta de glucosa, libera adrenalina, una señal para que el organismo movilice sus reservas de glucosa del hígado y los ácidos grasos del tejido adiposo. A todos los tejidos del cuerpo se les envía la señal de tener la reservas proteínicas preparadas para el consumo de energía. Un combinado de otras hormonas es secretado para reforzar la acción de la adrenalina. La hormona tiroidea aumenta la sensibilidad del cuerpo a la adrenalina, el glucagón lo prepara para la síntesis de glucosa y la hormona del crecimiento pone en marcha la regeneración del organismo.

El sistema simpático reduce la secreción de jugos gástricos y prepara el corazón para la acción aumentando la frecuencia e intensidad de los latidos. Además, incrementa la producción de cortisona en previsión de posibles infecciones en este nuevo estado en que el organismo está en alerta.

Una vez puestos en marcha los sistemas de alarma, al cabo de tres días del inicio del ayuno vuelve la calma con el sistema parasimpático:

- Disminución de la tensión arterial.
- Retardo del pulso.
- Depuración del tracto digestivo.
- Regulación de la deshidratación.

El sistema parasimpático realiza acciones directamente opuestas al sistema simpático. Podría decirse que actúa para retardar algunos mecanismos que ha puesto en marcha su hermano gemelo. Así, tiene el objetivo de provocar o mantener un estado de relajación del cuerpo, disminuyendo el estado de estrés del organismo.

La tensión arterial se reduce y vuelve a la normalidad, acompañada de una ralentización del pulso. La glucosa en la sangre se estabiliza y los tejidos grasos liberan sus reservas rutinariamente para aportar su energía. La secreción de hormonas, como la tiroidea, se baja al mínimo para controlar el dispendio energético. Y la poca energía que se moviliza se destina a acciones de limpieza del tracto digestivo.

Aun así, el uso de las reservas está muy regulado. Por ejemplo, para que el consumo de proteína no llegue a las proteínas celulares, la hormona del crecimiento frena su liberación y la aldosterona conserva el sodio para que no sufra más pérdidas debido a la eliminación de agua.

¿Qué recursos energéticos útilizamos durante el ayuno?

Para funcionar normalmente, el organismo extrae la energía de la glucosa ingerida diariamente, proveniente de los hidratos de carbono. Con el ayuno, una vez agotado el «combustible» de nuestra dieta diaria y sin ningún alimento entrando en el sistema digestivo, nuestro organismo empieza a consumir distintos recursos energéticos por etapas. El estricto orden que sigue tiene por objetivo optimizar al máximo los recursos de que dispone.

Primera etapa: reserva de hidratos de carbono

Durante el periodo de las primeras 24-48 horas el cuerpo acude a las reservas de energía almacenadas. Proveniente de los hidratos de carbono, en la sangre se encuentra en forma de glucosa y en los músculos, como glucógeno muscular. Cuando empiezan a agotarse estas reservas, el organismo deja asegurado el suministro de glucosa para el funcionamiento del cerebro y recurre a otra sustancia para garantizar la energía para el resto del cuerpo.

Segunda etapa: depósitos de grasa

Es entonces cuando empieza la etapa «quemagrasas». El cuerpo recurre a las grasas para mantener su funcionamiento y adapta su metabolismo para obtener la energía necesaria. Primero acude a la grasa acumulada en vientre, riñones y capas inferiores de la piel.

El procesado de los ácidos grasos por parte del hígado crea unos residuos llamados cuerpos cetónicos que son expulsados en la sangre y cuyo exceso produce la acetosis. Célebre por ser una fenómeno al que acuden la dietas milagrosas para adelgazar. Más tarde, el organismo recurre a otros tipos de grasas situadas en ojos, cara y alrededor de las articulaciones. La duración de esta etapa dependerá de la constitución de cada persona.

El cuerpo, además, adopta otra ruta metabólica para asegurar el aporte de energía a órganos superiores como el cerebro que necesitan glucosa para funcionar: la neoglucogénesis. Dicho de otro modo: empieza a generar glucosa a partir de algunas proteínas no indispensables. Más adelante, también el cerebro deberá recurrir a la combustión de grasa para poder utilizar los cuerpos cetónicos de reserva.

Tercera etapa: el último recurso de las proteínas

Después de las primeras 48-72 horas el cuerpo se estabiliza sin la ingesta de alimentos. Adquiere una especie de «velocidad de crucero» en la que el reajuste metabólico que ha llevado a cabo parece permitirle funcionar en ayunas sin límite de tiempo. No es así. Depende de cada individuo, pero a partir de los veinte días de ayuno y no mas allá de cuarenta se enciende una señal: el «hambre verdadera».

Se trata de la reaparición del apetito con mucha fuerza, acompañada por debilidad y una aceleración considerable del proceso de adelgazamiento. Esto indica que ya hemos quemado la mayoría de depósitos de grasa y recurrimos a proteínas de los músculos que son indispensables para el funcionamiento del cuerpo. Se ha sobrepasado un límite: el cuerpo está trabajando por encima de sus posibilidades y sus efectos no son saludables, pudiendo llegar a provocar edemas o hinchazones si no se ingieren alimentos. Debe romperse el ayuno. La aparición más temprana o tardía de esta fase dependerá de las reservas de grasa de cada individuo y el estado de salud. Cuanta más grasa tengamos acumulada más tiempo aguantará el organismo sin llegar a este estado y al contrario, personas con muy pocas reservas llegarán antes. De ahí la importancia si no tenemos experiencia, en asesorarnos por profesionales antes de realizar nuestros primeros ayunos.

¿Cuáles son mis recursos energéticos?

Después de descubrir qué proceso sigue el cuerpo para quemar distintas reservas y continuar funcionando con seguridad, la reacción más lógica consiste en mirarnos a nosotros mismos y pensar cuáles pueden ser nuestros depósitos para «viajar en reserva».

Para ello, a continuación detallamos el ejemplo de las reservas de dos individuos de diferente constitución que llevan a cabo un ayuno con agua mineral. Los recursos energéticos de los que disponen en ayunas son:

	Individuo A	Individuo B
Altura	1,70 m	1,70 m
Peso total	90 kg	70 kg
Grasa	25 kg	10 kg
Proteínas movilizables	4 kg	3 kg
Reservas de carbohidratos	1,25 kg	0,75 kg
RESERVAS	100 DÍAS DE AYUNO	42 DÍAS DE AYUNO

Datos basados en la valoración teórica del tiempo máximo de supervivencia de unos sujetos A y B en ayunas. En ningún caso se trata de una práctica recomendable.

Regeneración de tejidos gracias al consumo de reservas

En ciertas condiciones, el cuerpo puede recurrir a unas reservas de último recurso. Sobrantes patológicos incrustados en el organismo como quistes, depósitos de colesterol, etc. Es el llamado fenómeno de la autólisis o autodigestión.

En este proceso entran en acción las enzimas intracelulares que ponen en marcha la autodigestión de células y tejidos perjudiciales que no realizan función alguna en el cuerpo; así que, en cierto modo, se trata de una digestión controlada de materiales inútiles.

El ayuno fuerza la eliminación de tejidos enfermos: lipomas (tumores benignos formados por acumulación de tejidos celular subcutáneo), infecciones, derrames o depósitos se reabsorben generando nutrientes que se destinan a nutrir los tejidos vitales. Una reparación en toda regla que muestra cómo el cuerpo, sabiamente, dispone de los recursos a su alcance de la mejor manera posible.

Las vitaminas y minerales durante el ayuno

- El cuerpo se autoabastece.
- Durante el ayuno no son necesarios complementos vitamínicos.

Al reducirse al mínimo la actividad digestiva, el organismo aminora también el consumo de vitaminas y minerales. Su utilización entra en un periodo que podríamos llamar de *stand-by*, consistente en una utilización muy limitada de estos recursos. Sus tareas habituales han entrado en un parón técnico, así que el ahorro es considerable cuando el cuerpo no tiene que producir jugos gástricos y pancreáticos, por ejemplo, o procesar nutrientes y dirigirlos hasta las células.

Así, si en el tiempo anterior al ayuno hemos ingerido cantidades correctas de estas sustancias, nuestros tejidos dispondrán de suficientes vitaminas y minerales para su correcto funcionamiento. De hecho, hay algunos tipos de vitaminas cuyas reservas duran meses y años, como la A y la B12, así que el cuerpo cuenta con un depósito para autoabastecerse que evita tener que tomar complementos vitamínicos durante el ayuno.

Renovación de proteínas en el organismo

Las proteínas tienen un papel fundamental en nuestro organismo, ya que son esenciales para nuestro crecimiento. Para funcionar de modo óptimo, el cuerpo necesita rejuvenecer su reserva de proteínas, reponiendo las células enfermas por otras sanas.

Como hemos comentado anteriormente, algunas proteínas se movilizan para la creación de glucosa, destinada a mantener el funcionamiento del cerebro, pero otras, las enfermas, son directamente eliminadas; de esta forma se renueva el parque proteico de nuestro cuerpo.

En ayunas, y a falta de ingesta de proteínas, las fuentes proteicas son las reservas del hígado y del músculo, las mucosas del intestino y los tejidos adiposo y conjuntivo. Pero, por otra lado, se consumen también las llamadas proteínas de las escorias. Viejas estructuras y moléculas enfermas se metabolizan: se descomponen o se reestructuran de nuevo para volver a estar disponibles para el organismo.

Según el doctor alemán Lothar Wendt, el rejuvenecimiento del conjunto de proteínas mejora el intercambio de nutrientes entre las células y la sangre y la microcirculación.

Desintoxicación

El consumo energético, es decir, las calorías que destina nuestro organismo a las tareas asociadas a la alimentación, es muy elevado. Con el ayuno, al desconectar momentáneamente este circuito, el cuerpo entra en lo que podríamos llamar «modo ahorro de energía» y redirige calorías sobrantes a otras tareas.

El metabolismo consume entonces entre 1.200 y 1.500 calorías diarias en los llamados procesos emuntorios, que comprenden limpieza, eliminación y excreción. Además, aprovecha también para realizar una puesta a punto de los tejidos: destina energía a su regeneración dentro del reajuste metabólico que desencadena el ayuno.

Llegamos ahora a una de las actividades principales del ayuno, por la que se ha convertido en un famoso agente depurador. El estado de reposo del intestino implica la reducción al mínimo de la secreción de los ácidos biliares necesarios para realizar la digestión. El parón, a su vez, frena el envío de toxinas al hígado que, aun así, no deja de trabajar. Este órgano continúa su filtraje de restos y desechos que aún permanecen en el intestino. Sigue depurando la sangre y la bilis de la mucosa intestinal, regenerando en profundidad los intestinos.

La depuración es a tal profundidad que, una vez eliminadas las toxinas y otras sustancias, se produce la regeneración del epitelio intestinal mucoso. Unas vellosidades que se encuentran en las paredes intestinales que trabajan para absorber los nutrientes que circulan por el intestino para enviarlos al torrente sanguíneo. Gracias al ayuno, la renovación del epitelio intestinal supone una mejora en el proceso digestivo.

Por otro lado, el filtraje de sangre de los riñones no se detiene, continuando la eliminación de toxinas a través de los órganos excretores. Procesos paralelos que el ayuno desencadena en la piel, incrementando su depuración, y en los pulmones, permitiendo una mayor oxigenación.

El intestino

El intestino es el órgano tubular del aparato digestivo que parte del estómago y llega hasta el ano y se encarga de la extracción de los nutrientes. Se trata de una de las partes más largas del cuerpo, pudiendo llegar a los 9 metros. Tiene dos partes, el intestino delgado y el intestino grueso.

El intestino delgado conecta el estómago con el intestino grueso, y tiene distintas partes: el duodeno, el yeyuno y el íleon. El término duodeno proviene del latín, de la expresión *duodenum digitorum*, referida al método de medida que se utilizaba en aquel entonces y que significa «doce dedos». Los alimentos y el jugo gástrico provenientes del estómago llegan al duodeno, donde se combinan con la bilis de la vesícula biliar y los jugos digestivos del páncreas. En el duodeno empieza la absorción de algunos nutrientes, vitaminas y minerales.

Es en el yeyuno donde se degradan los hidratos de carbono, las proteínas y los lípidos, y en el íleon, donde se absorbe la vitamina B y la sales biliares y se completa el procesado de los nutrientes con la secreción y la motilidad o acción de desplazar su contenido hacia el ano. Al cabo de dos horas de comer, los alimentos llegan al intestino grueso, un tubo de metro y medio que finaliza en el ano. Esta parte continúa absorbiendo agua, minerales y vitaminas K y B12, y almacena las heces que después serán expulsadas.

La «vuelta atrás en el tiempo»

Como hemos visto, el reposo del organismo permite reasignar la fuerza de trabajo que contienen intestino, pulmones, hígado, riñones y piel a tareas de reciclaje y eliminación de desechos. El hecho de que muchos tóxicos se encuentren insertados en los tejidos profundos de estos órganos (sobre todo los tejidos adiposos) explica el porqué de un fenómeno que sorprende a los ayunadores: la llamada «vuelta atrás en el tiempo», en el que se reviven patologías pasadas debido al ayuno.

Vayamos por partes. La desintoxicación se lleva a cabo gradualmente. Primero se limpian las toxinas más recientes, y la expulsión de estos residuos a través de orina, heces y sudor incrementa la intensidad de los olores corporales. A medida que alcanzamos capas más profundas de los tejidos, se llega a restos de sustancias que fueron ingeridas tiempo atrás. Así, moléculas aromáticas que fueron introducidas en nuestro cuerpo como tabaco, café, cacao o carnes vuelven a la superficie. Una vuelta atrás en el tiempo que también puede incluir los síntomas de patologías pasadas que reaparecen al expulsarse los residuos de sus toxinas. Algunas de las más claras son enfermedades de la piel, como erupciones cutáneas y enrojecimientos, aunque los síntomas que reaparecen pueden ser muy variados.

A vueltas con el colesterol

Una de las patologías que puede revivir el cuerpo es el incremento del colesterol durante los primeros días de ayuno. Se trata de la liberación de colesterol «dormido», que no es más que la movilización que el cuerpo hace de esa sustancia que realiza funciones indispensables para el cuerpo.

Al cesar la ingesta de alimentos, dejamos también de ingerir colesterol. Aunque esto puede ser beneficioso, ya que es una sustancia que en exceso es dañina para el cuerpo, lo cierto es que se trata de un lípido como las grasas que tiene un importante cometido.

Por un lado, es necesario para crear las membranas que regulan la entrada y salida de sustancias de las células y, por otro, es un precursor de la vitamina D, esencial en el metabolismo del calcio, y también de hormonas sexuales como la progesterona, la testosterona y los estrógenos, y de la hormona que da respuesta al estrés, el cortisol.

Al cesar de ingerir esta sustancia, el cuerpo desencadena sus propios medios para ir en su búsqueda. ¿Y dónde la encuentra? En los depósitos de colesterol almacenados en los vasos sanguíneos. Este colesterol se envía, por ejemplo, a reparar tejidos de células y hormonas o es finalmente eliminado a través del hígado. Así que, a la larga, el ayuno provoca una disminución del colesterol en nuestro organismo.

Combatiendo la retención de líquidos

El ayuno favorece la eliminación del agua acumulada a través de la orina o, hablando con más precisión, propicia un aumento de la diuresis. Por ello, en los primeros días de ayuno desaparecen los edemas o acumulaciones anormales de agua en el organismo, causante de venas excesivamente flácidas en las piernas y de trastornos más graves como la insuficiencia cardíaca. El ayuno desencadena su eliminación de modo natural, evitando el daño en tejidos orgánicos, a diferencia de los fármacos diuréticos.

La liberación de agua se ve favorecida también por el parón en la ingesta de alimentos, que vacía el tracto digestivo, lo que desencadena la eliminación de agua del glucógeno y de las proteínas. El glucógeno es el formato en que el cuerpo almacena la energía adquirida a través de los hidratos de carbono. Esta despensa energética la utiliza el cuerpo cuando se agota la glucosa y se almacena en hígado y músculos.

El problema es que el almacenamiento de cada gramo de glucógeno necesita unos tres gramos de agua, lo que provoca una excesiva retención de líquidos que mantiene el cuerpo hinchado. Tras un periodo de ayuno, al consumir el glucógeno, se pierde el agua y se «deshincha» el cuerpo.

El ayuno también permite un bajón del exceso de proteínas, una factor que también provoca retención de líquidos. Demasiadas proteínas dificultan la actividad hepática: la vuelven más lenta, provocando que el filtraje de residuos y la consecuente eliminación de líquidos no funcione al ritmo esperado. Parar la ingesta de alimentos reducirá la acumulación de proteínas, facilitando el filtraje del hígado y la eliminación de agua que provoca su óptimo funcionamiento.

Consumo moderado de sal después del ayuno

Al eliminar el agua, el ayuno provoca un efecto colateral: la retención de sal, que deberá vigilarse con una dieta adecuada al romper el ayuno. Los riñones, al notar la disminución de agua en el organismo producida por el ayuno, reaccionan reteniendo la sal del cuerpo. Para ello desencadenan la producción de aldosterona, una hormona que tiene el objetivo de conservar el sodio. De hecho, interviene en la absorción de casi el 2 por 100 del sodio que se procesa en los riñones. De este modo, durante el ayuno el cuerpo retiene la sal y, por esta razón, al romper el ayuno, deberemos vigilar el consumo de alimentos excesivamente salados, como pan, queso y embutidos, ya que nuestros niveles de sal podrían dispararse. Y también tendremos que tener cuidado con los alimentos que dicen que son bajos en sodio, porque continúan teniendo cantidades importantes y es algo que hay que tener en cuenta en la salida del ayuno. Pasados unos días, podemos volver a la dieta normal.

Más beneficios: mejor circulación y sistema inmune

Durante el ayuno ocurren otras mejoras en el organismo.

Mejora del sistema de coagulacion de la sangre

El ayuno mejora la circulación y previene embolias, trombosis o tromboflebitis durante y hasta después de veinticuatro horas de romper el ayuno. Este fenómeno se debe al aumento de la fibrinólisis: la fibrina es una proteína que participa en la coagulación de la sangre y entra en acción cuando sufrimos heridas. No obstante, su proliferación puede provocar coágulos, un aumento que es frenado gracias al ayuno y sus efectos de destrucción de fibrina.

Fortalecimiento del sistema inmune

Con el ayuno, se incrementa el índice de fagocitosis o destrucción de gérmenes de los glóbulos blancos, los responsables de la respuesta inmune. Así, si sufrimos una inflamación, los neutrófilos, los leucocitos más abundantes en el cuerpo humano y unos de los primeros en llegar al foco inflamatorio, aumentarán su actividad de destrucción de bacterias y hongos.

7 Efectos y síntomas del ayuno

Algunos de los ayunadores primerizos se sorprenden de la cantidad de efectos que no comer produce en numerosas partes del cuerpo. Nuestra reacción es siempre la misma. Contar con tranquilidad que el ayuno es sinónimo de proceso de desintoxicación, definir cuál es la causa científica de esa reacción y diferenciarla de los signos de alarma. Señales claras frente a las cuales los profesionales actuamos con rapidez, una de las razones por las que es aconsejable vivir nuestro primer ayuno acompañados de un equipo de profesionales con experiencia en la guía de ayunos.

Síntomas de desintoxicación

Los efectos positivos habituales son la manera como nuestro cuerpo exterioriza su depuración y curación. Aunque parezca extraño, a las pocas horas de dejar la ingesta de alimentos, el organismo experimenta «daños colaterales» que suelen desaparecer a medida que el cuerpo se habitúa. Son comunes los siguientes síntomas: mal aliento, boca seca, olor corporal y orina más oscura señales de depuración.

Seguidamente, vamos a apuntar una lista exhaustiva de síntomas y consejos para contrarrestarlos.

Síntoma	Origen	Qué hacer
Dolor de espalda	El colon se aloja cerca de la espina dorsal. Al extraer nutrientes se irritan sus nervios. La eliminación de toxinas aumenta el dolor	La hidroterapia de colon calma el dolor (enema o lavativa: introducción de agua en el recto y el colon a través del ano). El dolor se reduce después de que el cuerpo elimine toxinas
Llagas	Aumento de flora bacteriana en la boca	Gárgaras con agua y sal marina
Halitosis	La depuración de toxinas cruza los pulmones, lo que provoca mal aliento y boca pastosa	Higiene bucal: cepillado de cientes y enjuague
Resfriados y virus	Las toxinas provocan mucosidad. La mayor cantidad de toxinas en la sangre debilita el sistema inmunológico	El ayuno acabará eliminando las mucosidades. Beber zumo de limón y mayor cantidad de líquidos favorecerá el proceso
Mareos y desmayos	Al ayunar, disminuye la actividad del sistema circulatorio y se reduce la tensión arterial, lo que provoca falta de oxígeno en el cerebro	Respirar con profundidad al levantarse para mejorar la oxigenación. Incorporarse lentamente y evitar movimientos bruscos e intensos
Cefalea	Tensión muscular, contracción de los músculos de cuello y hombros	Masajes en cuello y zona lumbar. Analgésicos como último recurso en caso de incomodidad importante

Síntoma	Origen	Qué hacer
Náuseas	El exceso de toxinas del hígado aumenta la secreción de bilis, que puede llegar al estómago	Ingesta de agua y jugo de zanahoria
Nervios	El declive del aporte de glucosa desencadena la liberación de catecolaminas en la sangre (neurotransmisores como dopamina, adrenalina, etc.)	Senderismo y baños de relajación
Problemas en la piel	Piel más grasa y aparición de granos, erupciones o eccemas debido a las toxinas	Desaparición gradual con la depuración; la piel queda más suave y limpia
Cansancio	Debilitamiento de la musculatura	Descanso
Problemas renales	Irritación del riñón por exceso de toxinas	Limitar el ayuno a cinco días
Sensibilidad hepática	El exceso de toxinas puede afectar a personas con el hígado debilitado	Ingesta de jugos vegetales con limón y remolacha. Se recomienda efectuar ayunos breves e incrementar gradualmente su duración
Debilidad bascular e hipoglicemia	La caída del azúcar y el exceso de toxinas en el torrente sanguíneo debilitan el corazón	En personas frágiles, ingestión de frutas como plátanos o aguacates

Efectos psicológicos del ayuno

Durante las primeras horas del ayuno, el cuerpo no sólo experimenta numerosos cambios a nivel físico sino que emocionalmente la mayoría de personas pasan por distintas fases. Empezando por afrontar la sensación de hambre, el cerebro se ve puesto a prueba por numerosos procesos hormonales que desembocan en una extraña sensación de paz y bienestar. Unos procesos a los que los científicos han tratado de dar explicación.

Algunos de los efectos psicológicos del ayuno son:

- Relajación.
- Insomnio, cambios en el sueño.
- Mayor sensibilidad.
- Aceleración mental al principio hasta llegar a la calma.
- Aumento de la percepción sensorial.

La gestión del miedo al hambre

Unos de los temores principales que enfrentan los ayunadores inexpertos es el hambre. Ya sea por desconocimiento o por haber recurrido a malos consejos, lo cierto es que también se trata de una de las causas que impide a muchos poner en práctica este arte. Por otro lado, las personas con experiencia en la práctica del ayuno experimentan una intensa sensación de felicidad semanas antes de realizarlo. ¿Cómo explicar esta contradicción?

Muy simple. Todos aquellos que ya conocen el ayuno han descubierto distintas cosas sobre ellos mismos y sobre su cuerpo:

- A veces comemos sin necesitarlo.
- La sensación de hambre pasa.

- Aumenta la capacidad mental.
- El organismo se adapta.
- No es tan duro como parece.

En nuestros cursos nos gusta utilizar este aforismo: en el conocimiento se basa el éxito. Y el caso del hambre es un ejemplo clarísimo de cómo la información y el buen asesoramiento pueden cambiar a las personas. Esta premisa es la que debieron extraer los médicos que participaron en un célebre experimento realizado en Estados Unidos en el que se enviaron soldados sin víveres al desierto durante 35 días y todos volvieron más agresivos y depresivos. ¿La razón? No disponían de ninguna preparación psicológica frente al ayuno. Hoy en día sabemos que la predisposición de las personas antes de ayunar es la que marca la diferencia.

Es muy distinto alguien que lleva a cabo un ayuno voluntario a alguien que lo sufre de un modo forzado a causa de factores externos. Con el ayuno voluntario, el miedo y el estrés deben liberarse y su práctica debe afrontarse con serenidad y entusiasmo, reforzados por la asistencia profesional. En cambio, el ayuno forzado se convierte en la experiencia de «pasar hambre». La obsesión por la comida está siempre presente y a la persona le invade el estrés y el miedo, unas circunstancias que, evidentemente, pueden empeorar sin la presencia de un guía, un profesional que encauce todas estas malas sensaciones hacia el lado positivo.

Bases fisiológicas de las reacciones psíquicas ante el ayuno

Los ayunadores voluntarios suelen experimentar distintos efectos psicológicos con una raíz que debe encontrarse en los cambios físicos que experimenta el organismo. Los efectos psicológicos que se suelen observar son:

- Cambios neurovegetativos.
- Intensificación del efecto de la serotonina.
- Cambios hormonales.
- Cambio del estrés a la normalización de la tensión y el pulso.
- Tranquilidad.
- Efecto antidepresivo.
- Efecto ansiolítico.
- Efecto armonizante.

Según el neurobiólogo Gerald Huether de la Universidad de Gotinga, el ayuno voluntario favorece la secreción de serotonina, la «hormona de la felicidad», y el cuerpo experimenta lo que llamamos «efecto armonizador» de la serotonina en el cerebro. Un efecto positivo en el que el bienestar invade al ayunador y que la mayoría intenta encontrar mediante el uso de fármacos. Hay que resaltar que algunos factores inciden en este efecto. El estado de ánimo mejora si se puede evitar el estrés laboral y el asociado a las relaciones cercanas y las cargas familiares, etc.

En caso de que el ayuno no sea voluntario o se realice bajo una intensa presión derivada del deseo extremo de adelgazar, por ejemplo, los efectos positivos de la serotonina pueden ser anulados por el estrés. Así, mientras la mayoría de personas experimentan una primer pico y una posterior bajada de las hormonas del estrés, los que «se ven obligados a ayunar» mantienen el estrés largo tiempo, hasta después de haber terminado el ayuno. Su organismo ha generado la situación de estrés automáticamene, ante un estado, el ayuno, que percibe como una amenaza por el desasosiego producido por la búsqueda de alimento.

El síndrome del boina verde

Los militares que han vivido una situación de peligro experimentan una constante sensación de estrés aun cuando los factores de riesgo han finalizado. Durante el periodo en el que sentían la amenaza, su cuerpo desencadenó una reacción natural con una cascada hormonal de adrenalina, noradrenalina o cortisol. Cuando dejan de combatir, su cuerpo sigue sintiendo un fuerte estrés, cuando en realidad deberían disfrutar del descanso y de los placeres de la vida en familia.

Esto es debido a que el estrés es una respuesta del organismo diseñada para responder durante un corto periodo de tiempo. Si la sensación de amenaza se alarga, se entra en el terreno de las patologías: ansiedad, depresión, insomnio... Además, la excesiva liberación de hormonas del estrés provoca inmunodepresión, por lo que se pueden añadir todo tipo de consecuencias fisiológicas: obesidad, alergias, úlceras o cardiopatías.

Una mayor espiritualidad

Uno de los efectos psicológicos más sorprendentes del ayuno es la mejora de lo que algunos han llamado conexión con el propio cuerpo. Gabriel Cousens, un médico y homeópata estadounidense especializado en terapias holísticas, tras observar a los participantes en una terapia, señaló «Tras cuatro días de ayuno, la concentración parece mejorar, el pensamiento creativo se expande, la depresión desaparece, el insomnio se detiene, la ansiedad se desvanece, la mente se vuelve más tranquila y comienza a aparecer una alegría natural».

La explicación del doctor Cousens para todos estos procesos psicológicos es que, al depurar las células del cerebro, limpiando las toxinas físicas que ahí se acumulan, la funciones cerebrales mejoran sus capacidades y se experimenta un bienestar generalizado.

Los beneficios espirituales del ayuno son muchos y variados y se perciben de forma muy distinta por cada persona:

- Mayor fuerza de voluntad.
- Incremento del autocontrol.
- Reducción de deseos y mayor bienestar.
- Visión interior profunda.
- Mayor concentración.
- Cambio en la concepción de los alimentos.
- Mayor capacidad de canalizar las energías.

Muchas personas que ayunan con regularidad también describen una mejora en la percepción; los sentidos se agudizan de tal manera que es posible notar y sentir cosas que no se llegan a percibir normalmente. Estas cualidades del ayuno lo han convertido en una fuerte arma espiritual que han usado chamanes y sacerdotes a lo largo de los siglos.

En cualquier caso, es común notar una mayor sensibilidad, los sentimientos emergen a flor de piel y los practicantes se suelen sentir mucho más emotivos. Estas experiencias son vividas de forma íntima y particular; cada participante nota las sensaciones a su manera. Por eso, si acompañamos el ayuno de un cese de las actividades cotidianas, conseguiremos un mayor descubrimiento interior, favorecido por todos estos factores psicológicos.

La raíz científica de la espiritualidad

El cerebro controla distintas funciones cognitivas que requieren energía para ponerse en marcha y, por lo tanto, necesitan glucosa para funcionar. Aunque, en principio, el ayuno, al disminuir el aporte de glucosa tendría que reducir la actividad cerebral, lo cierto es que cuando el cerebro detecta una falta de glucosa lo suple con sus reservas de glucógeno durante 24 horas. A partir de ahí el cerebro comienza a notar la falta de glucosa. Recurre entonces a los llamados cuerpos cetónicos, incrementando la producción de trifosfato de adenosina (ATP) y transformando, ahora sí, las funciones del cerebro.

Es entonces cuando, debido a la electricidad generada por los cuerpos cetónico, se altera nuestra percepción. Las imágenes que percibimos entonces son diferentes a como las solemos procesar, pudiendo notar brillos o texturas distintos a los habituales. Lo mismo sucede en funciones ligadas a la representación de la realidad, como la memoria y el pensamiento, todas ellas sujetas a los impulsos eléctricos del cerebro y a sus variaciones. Estos procesos explicarían el porqué de los procesos espirituales vividos durante el ayuno, en el que muchas personas experimentan estados cercanos a la divinidad.

Las señales de alarma

Durante la práctica del ayuno es importante diferenciar entre los efectos naturales y positivos que están teniendo lugar en nuestro cuerpo y aquellos que indican que algo no está yendo bien. Por esto siempre insistimos en que es importante disponer de un equipo médico cerca y que la mejor opción es realizar el ayuno bajo la supervisión de un profesional. Hay un límite que el cuerpo puede cruzar durante el ayuno; cuando esto ocurre, nos envía señales para que paremos a tiempo. Los síntomas negativos son.

- Insomnio superior a dos noches.
- Alucinaciones, especialmente en personas drogodependientes.
- Ataques de ansiedad, detectables por sudoración y palpitaciones.
- Crisis de acetona.
- Tetania persistente, detectable por contracciones musculares rápidas, constantes e involuntarias.
- Arritmia y taquicardia en personas mayores con insuficiencia cardíaca.
- Anuria o insuficiencia renal, con excreción de poca o nula orina.
- Incapacidad para ponerse de pie y caminar.

Muchas de las señales de alarma son un incremento persistente, más allá de los límites de la normalidad, de síntomas que en un principio debían ser normales en el ayuno.

Así, un insomnio excesivo, la percepción alterada de las alucinaciones o la ansiedad son deformaciones patológicas de sensaciones habituales en la práctica del ayuno: las alteraciones del sueño, el incremento de la percepción y el nerviosismo. Para distinguirlas de los signos inofensivos para el cuerpo, hace falta acudir a un especialista en caso de tener dudas sobre su origen.

La arritmia o la taquicardia indica un mal funcionamiento del bombeo en el sistema sanguíneo, que suele verse alterado por el ayuno, pero sin llegar a estos extremos. Mientras que la anuria o insuficiencia renal durante la depuración es consecuencia de la acumulación de tóxicos que, mal digeridos por la función renal, obstruyen los conductos y provocan la casi anulación de la excreción de orina o una gran reducción de su expulsión.

La tetania recibe también el nombre de hipocalcemia: se produce cuando el nivel de calcio en sangre es inferior a 8 miligramos por decilitro y puede ir acompañada de déficit o mal absorción de magnesio (hipomagnesemia). Se manifiesta mediante contracciones musculares rápidas e involuntarias que se mantienen de forma constante. Su tratamiento consiste en inyectar gluconato de calcio para equilibrar los niveles de calcio.

Por otro lado, la crisis de la acetona se desencadena cuando, al no disponer de hidratos de carbono para producir energía, el cuerpo recurre a las grasas. Cuando el organismo convierte la grasa en energía, el hígado y los riñones generan los llamados cuerpos cetónicos. Normalmente, son eliminados por la orina, pero si se generan en mucha cantidad, el cuerpo no puede eliminarlos y se acumulan en la sangre. Sus síntomas son náuseas y vómitos, y se puede tratar a partir de la hidratación y la ingestión de glucosa.

En el caso de sufrir cualquiera de estos síntomas, se debe interrumpir el ayuno y acudir al médico.

Las dietas cetónicas

La crisis de la cetona tiene una particularidad: hay algunas dietas que buscan que se desencadene para incrementar el adelgazamiento. Las dietas cetónicas son bajas en hidratos de carbono y altas en grasa y fueron creadas por el Hospital Johns Hopkins en la década de 1920 para curar la epilepsia en niños. El proceso de la cetosis fue descubierto por el doctor Stephen Moody en 1969, cuando definió que cuando el cuerpo no tenía suficientes hidratos de carbono para generar energía empezaba a utilizar las grasas.

Este proceso ha sido adoptado por famosas dietas «quemagrasas», ya que al consumir las reservas de grasa el cuerpo pierde peso rápidamente. No obstante, el exceso de cuerpos cetónicos en la sangre puede provocar problemas digestivos. La dieta Atkins, la dieta de Hollywood, la Scardale, la Pronokal y la Dukan son ricas en proteínas, y todas ellas restringen el consumo de hidratos de carbono diarios necesarios para no entrar en cetosis: menos de 40 gramos. Por ello, son dietas que provocan una gran controversia científica.

8 El ayuno en diferentes patologías

El ayuno es una excelente herramienta terapéutica que, además de desintoxicar y permitir una puesta a punto de los órganos del cuerpo, previene y favorece la curación de numerosas enfermedades. El ayuno, llamado el «mayor agente curativo natural conocido», cura eliminando la fuente de la dolencia. Es decir, al permitir el reposo de los órganos del cuerpo y destinar su energía a la desintoxicación purifica el torrente sanguíneo. En otras palabras: elimina los elementos nocivos del sistema. Al no recibir alimentos, el organismo deja de «alimentar la enfermedad».

Curación de enfermedades

El ayuno sana la mayoría de dolencias funcionales: afecciones dermatológicas y digestivas, alergias, asma, etc. Es efectivo también en la prevención de enfermedades cardiovasculares y muy recomendable en las llamadas enfermedades degenerativas crónicas, aquellas debidas a los malos hábitos en nuestro modo de vida. La práctica del ayuno restaura el estado de equilibrio de nuestro cuerpo, permitiendo el rejuvenecimiento celular, acabando con tumores y depósitos sobrantes y reequilibrando el tracto intestinal.

Con el cese de la ingestión de comida, estas disfunciones se someten a los mecanismos internos de curación que el organismo pone en marcha automáticamente. El cuerpo es muy sabio y, con el ayuno, le ponemos en las condiciones ideales para que despliegue todo su potencial sanador. Esta práctica, además, tiene la ventaja de acortar los tiempos de recuperación, a diferencia de métodos tradicionales como los fármacos o las intervenciones quirúrgicas, que acarrean daños colaterales debido a su invasividad.

Hay que puntualizar que el proceso curativo no suele tener lugar hasta después de haber llevado a cabo el ayuno, y sus efectos dependen de cada persona y de la dolencia y su gravedad.

Las enfermedades que el ayuno puede tratar son:

- Cardiovasculares: cardiopatías, hipertensión arterial, cefalea.
- Digestivas: estreñimiento, dispepsias, patologías de colon, hepatopatías, enfermedad de Crohn, úlceras, inflamaciones.
- Sobrealimentación: fomenta el aprendizaje y el cambio de hábitos a largo plazo.
- Locomotrices: artrosis, artritis, fibromialgias, tendinopatías.
- Respiratorias: alergias respiratorias, asma, bronquitis crónica, sinusitis crónica, rinitis alérgica, apnea de sueño, síndromes postinflamatorios.
- Dermatológicas: alergias, psoriasis, eczcemas, acné.
- Psicosomáticas: depresiones leves, estrés, decaimiento, nerviosismo, hiperactividad, trastornos del sueño.
- Metabólicas: sobrepeso abdominal, hipertensión arterial, dislipemia, diabetes tipo 2.

- Adicciones: tabaquismo, alcoholismo y otras drogode-pendencias.

Un seguro de vida para el sistema cardiovascular

El ayuno viene acompañado por una reducción general de fluidos en el riego sanguíneo, lo que disminuye la presión arterial. Además de disminuir la actividad del sistema parasimpático, permite mantener el control de la presión arterial de los hipertensos.

Por otro lado, previene la arterioesclerosis o endurecimiento de las arterias provocado por la acumulación de grasa, colesterol y otras sustancias y sus enfermedades derivadas, como la insuficiencia cardíaca. El colesterol, por ejemplo, es reabsorbido al degradarse las grasas. Además, gracias al favorecimiento de la fibrinólisis, combate obstrucciones arteriales como coágulos, mejorando la circulación de la sangre.

Mantiene en marcha la «locomotora» del cuerpo

Artritis, artrosis y demás dolencias relacionadas con el aparato locomotor son también un objetivo que combate el ayuno. Gracias a la disminución de peso y volumen corporal, las articulaciones se descongestionan y la microcirculación se alivia. Se produce, además, una pérdida de líquidos en las articulaciones, previniendo derrames, y se evita el consumo de ácidos grasos como el araquidónico, precursor de procesos inflamatorios.

Por ello su efecto sobre las enfermedades reumáticas está comprobado. El seguimiento de cien personas que practicaron el ramadán (ayuno del alba a la puesta de sol) constató una mejora en el 61 por 100 de afectados por artritis reumatoide y en el 50 por 100 de las personas con osteoartritis.

Pulmones y alergias

Una de las consecuencias directas de la práctica del ayuno es la mejora del sistema respiratorio: desintoxica los pulmones y mejora del flujo de la respiración. No obstante, la depuración por sí sola no explica el porqué de tal cantidad de mejoras en bronquitis, asma, neumonía, etc. Para entenderlo, hace falta hablar de la raíz en muchos casos: las alergias.

Un alérgeno es cualquier sustancia susceptible de provocar una reacción alérgica en determinadas personas. El cuerpo cataloga esta sustancia como extraña en el primer momento y, en posteriores exposiciones a ella, el sistema inmune reacciona de forma excesiva, rompiendo el equilibrio del organismo. Son alérgenos distintas sustancias de origen animal, como el pelo, el polvo y, sobre todo, numerosos componentes artificiales.

Así, en los países industriales se calcula que existen unos ciento cincuenta alérgenos conocidos a nuestro alrededor, mientras que en las zonas rurales, más en contacto con la naturaleza y sus supuestas amenazas alérgicas, tan sólo se han identificado diez a doce. Lo grave del caso es que muchos de los alérgenos generados por el hombre se encuentran en alimentos procesados. Con el ayuno se paraliza la entrada de hongos, bacterias y virus asociados a la alimentación industrial y se consigue reducir la exposición del organismo a tan sólo una gama de entre cuatro y diez alérgenos.

Además, al eliminar el consumo de productos derivados de la leche, embutidos y carnes, se suprime también la entrada de ácidos grasos como el araquidónico, generador de prostaglandinas tipo-2, reduciendo también el riesgo de padecer inflamaciones.

Se trata de dar descanso al sistema inmunitario asociado al intestino, que, debido a los excesos y a la elevada carga de trabajo que supone nuestra alimentación, puede encontrarse bajo de defensas y propenso a generar enfermedades autoinmunes y trastornos como infecciones respiratorias recurrentes.

Sana la piel

La piel está constantemente expulsando células muertas, y si este mecanismo no funciona con celeridad, pueden aparecer distintas afecciones, como enrojecimientos o picores. Cuando ayunamos, el cuerpo lleva a cabo esta regeneración más rápidamente y permite una depuración a fondo de la epidermis. En algunas dolencias como los eccemas o las pústulas en pies y manos, la mejora suele ser notable.

Renueva el sistema digestivo

El reposo a que se someten los órganos asociados a la digestión es tremendamente beneficioso. Por un lado, se detiene la ingesta de alimentos que intoxican el organismo al degradarse en los intestinos y que, además, comportan la aparición de bacterias. Por otro, el cuerpo consigue entonces una energía extra que destina a procesos de reparación y depuración, renovando las paredes intestinales.

Además, la reducción del ácido gástrico en el estómago permite notables mejorías en la gastritis y la disminución de la insulina en el páncreas también favorece una mejor evolución de la diabetes. Para el sistema digestivo, el ayuno supone una vuelta a empezar, una normalización de la flora intestinal que disminuye el cansancio y mejora el sistema inmune y los trastornos inflamatorios.

Este reposo tiene incidencias en otras enfermedades como las degenerativas, ya que la depuración de sustancias tóxicas que desencadenan el envejecimiento prematuro desaparecen. Y también tiene efectos sobre la amiloidosis, gracias a la combinación de varios factores: la eliminacion de grasas, la reducción de sodio y de insulina y el reposo digestivo previenen esta enfermedad consistente en la acumulación de proteínas anormales en tejidos y órganos que impide su correcto funcionamiento.

Combate la obesidad

Pongamos por caso un paciente con claro sobrepeso o, desde el punto de vista médico, un exceso de grasa en reserva. Es posible que sufra dolencias derivadas de su estado como la hiperlipidemia: altas concentraciones de sustancias grasas en la sangre, colesterol y triglicéridos que aumentan el riesgo de enfermedades de corazón, vesícula biliar y páncreas también puede tener arterioesclerosis, debido a la acumulación de placas de grasa en las arterias.

El paciente puede sufrir además de hígado graso, la forma más frecuente de esteatosis o acumulación anormal de grasa, lo que produce un aumento patológico de su tamaño y, en un 10 por 100 de los casos, desemboca en un cáncer. Con el tratamiento del ayuno, este sobrepeso y numerosas dolencias asociadas mejoran ostensiblemente. Una dieta adecuada a partir de ese momento y la práctica regular de ejercicio físico librarán al paciente de caer en más complicaciones.

El caso del tabaquismo

Lo efectos del ayuno en la lucha contra la adicción a la nicotina son un caso aparte. De hecho, la lucha contra el tabaquismo es uno de los clásicos ejemplos de «promoción de una vida saludable» que lleva a cabo el ayuno casi sin pretenderlo. Es decir, sin ser uno de sus objetivos o entrar en los efectos que tiene sobre nosotros, lo cierto es que, en muchos casos, el organismo en ayunas rechaza el tabaco.

Paradójicamente, en las dietas estrictas de adelgazamiento se han dado casos de incremento del consumo de tabaco para evitar la tentación de comer, acompañado incluso de otros estimulantes como la cafeína. En el ayuno sucede lo contrario. Un 50 por 100 de fumadores deja de fumar, un 45 por 100 fuma menos y tan sólo un 5 por 100 sigue fumando al mismo ritmo que antes del ayuno. La explicación puede estar vinculada a la toma de conciencia del cuerpo que se produce durante el ayuno, que irá acompañada de un proceso psicológico de rechazo a los elementos hostiles a nuestra salud.

Reactiva el metabolismo

La asimilación de un buen número de sustancias mejora con el ayuno: grasas, carbohidratos, minerales, azúcares. En general, para mantener esta mejora a lo largo del tiempo, el paciente requerirá también de un cambio de hábitos. Un ejemplo claro de ello es el caso de la diabetes, habitual en las personas que sufren obesidad.

La diabetes tipo 2 es una enfermedad que se desarrolla con el tiempo y que puede surgir cuando el exceso de grasa dificulta al cuerpo el uso de insulina de modo correcto. La función de la insulina debería ser la de mover el azúcar a través de la sangre hacia las células. Con la diabetes, el azúcar termina acumulándose en la sangre, y las complicaciones renales, oculares o cardiovasculares son habituales. Con el ayuno, la disminución de grasa reactiva la producción de insulina y esta hormona, a su vez, alivia los padecimientos asociados a la diabetes.

Cáncer y ayuno

Para acabar el desglose de las enfermedades a las que el ayuno puede hacer frente, hablaremos del cáncer. Es triste, pero los científicos aseguran que una de cada tres personas sufrirá cáncer a lo largo de su vida, y ya es la primera causa de muerte en personas de menos de setenta y cinco años: con el 41 por 100 sobre el total.

Se trata de una enfermedad que puede prevenirse o mejorarse con los alimentos. Actualmente, en fases leves de la dolencia se aplica el ayuno para prevenir la reaparición de un tumor, y según estudios del doctor Valter Longo, de la Universidad de California Sur, su uso podría ir más allá. Según el profesor Longo, las pruebas de ayunos cortos en animales han demostrado ser enormemente efectivas contra el cáncer como complemento a la quimioterapia.

El ayuno elimina el principal suministro de las células cancerígenas, la glucosa, y convierte en vulnerables las células enfermas. Además, reduce efectos secundarios de la quimio, como náuseas o fatiga. Estos resultados desmontan la teoría de que para combatir el cáncer hay que comer mucho a fin de estar fuerte. Justo al contrario: el ayuno podría convertirse en una gran arma contra esta terrible enfermedad.

Beneficios psicológicos del ayuno

En un estudio realizado entre 372 pacientes que realizaron una media de ayunos superior a la decena en un lapso de tiempo de unos cuarenta años se demostraron los siguientes efectos psicológicos derivados del ayuno:

- Bienestar, mayor vitalidad.
- Armonía.
- Capacidad para formar distancia de los problemas.
- Reducción del estrés.
- Toma de conciencia.

Y es que no son ningún secreto los efectos psicológicos positivos que comporta el ayuno, como por ejemplo, la mejora en enfermedades como depresiones leves y trastornos mentales de carácter no psicótico; otros estados como la ansiedad o el estrés también mejoran mucho con esta pausa que le damos al organismo.

Además, potencia la capacidad de discernimiento y parece que nuestra vida fluya de otro modo, con más sentido, después del ayuno.

- Mayor concentración.
- Más tranquilidad y bienestar.
- Mayor discernimiento.
- Más fuerza de voluntad.
- Cambio de hábitos.

Uno de los efectos más sorprendentes para quienes practicamos el ayuno con frecuencia es el incremento de la claridad que supone a largo plazo. De hecho, los experimentados llegan a utilizar esta «arma secreta» para prepararse para proyectos profesionales que deben afrontar con todas sus capacidades al máximo.

Por otro lado, esta práctica viene acompañada de una mayor tranquilidad y bienestar. Por ello, son muchos los que recomiendan el ayuno en casos de depresión leve, ya que se experimenta una nueva visión de las cosas. Parece que las barreras que antes nos atenazaban desparecen y que es el momento de recomenzar de otro modo.

Mayor concentración y menor ansiedad; el ayuno parece reequilibrar el cuerpo y la persona encuentra soluciones donde antes sólo había nerviosismo. En definitiva, ayuda a vernos a nosotros mismos desde otra perspectiva y es muy útil para romper dinámicas emocionales y psicológicas que nos resultan dañinas.

Contraindicaciones para la práctica del ayuno

El ayuno significa también ser consciente de que no todo el mundo puede ponerlo en práctica. Eso es así, aunque pueda sentar mal a algunos. Siempre hay alternativas que podemos recomendar a quien no esté preparado para este médodo: dietas, reducción de determinado tipo de alimentos, etc. En líneas generales se desaconseja estrictamente la práctica del ayuno a niños, ancianos y embarazadas. Se suele incluir en esta prohibición a los adolescentes, aunque puede haber excepciones si van acompañados de un tutor y no se trata de un ayuno muy severo.

Las personas débiles y enfermas tampoco deben practicar el ayuno, así como, evidentemente, quienes sufren trastornos alimentarios, porque dejar de ingerir alimentos podría agravar su patología. En cualquier caso, se recomienda consultar con un médico o especialista antes de empezar la práctica del ayuno. Se contempla cada caso y se adapta algún tipo de dieta, en caso de que fuera necesario, o bien se planea la preparación y realización de un ayuno.

Dividiremos las contraindicaciones entre absolutas, si está rigurosamente prohibido realizar ayuno, y relativas, si es necesario valorar los pros y contras de la situación del paciente.

Contraindicaciones absolutas

El ayuno queda contraindicado absolutamente cuando puede empeorar el estado del enfermo, poniendo en riesgo su salud. Las personas que sufran alguna de las siguientes situaciones no deben practicarlo:

- Diabetes tipo 1.
- Embarazo.

- Trastornos alimentarios.

- Personas polimedicadas.

- Pacientes muy débiles.

- Miopatías.

- Anemias graves.

- Niños.

Contraindicaciones relativas

Todas aquellas situaciones pasajeras en las que los especialistas deberemos valorar si la práctica del ayuno puede resultar beneficiosa o perjudicial para una persona.

- Hipertensos e hipotensos: la tensión arterial suele bajar al dejar de ingerir alimentos. Si tomamos medicación hipertensiva, hay que tenerlo en cuenta y, en caso de ser hipotensos, debemos aumentar la ingesta de agua para equilibrar la presión. Cabe decir que durante el ayuno todas las personas deben medirse la presión de forma constante.

- Peso: debemos encontrarnos por encima de nuestro peso mínimo ideal. Si no fuera el caso, no deberíamos ayunar.

- Depresión grave: ayunar altera el estado emocional del organismo. En depresiones leves puede ayudar a ver la vida desde otro punto de vista, pero en casos más graves es desaconsejable.

- Trabajo físico: para ayunar es necesario el descanso, por lo que, si seguimos con una actividad diaria exigente físicamente, es mejor optar por algún tipo de dieta.

- Tuberculosis evolutiva: esta enfermedad, a medida que avanza, puede reducir el peso rápidamente de quien la padece, una situación poco propicia para ayunar.

- Insuficiencia renal: es necesario un análisis del estado de los riñones en aquellas personas que sufren o han sufrido dolencias en estos órganos. El especialista valorará si mitigar el ayuno con una dieta proteica o carbonatada.

- Debilidad: para afrontar el ayuno es necesario abandonar ciertos hábitos como tabaco, bebida y grasas. Las toxinas acumuladas podrían causar efectos secundarios durante el ayuno.

9 Enfermedades provocadas por la mala alimentación

En este libro hemos creído necesario incluir un capítulo sobre las enfermedades provocadas por la mala alimentación derivada del consumo de alimentos procesados. El ayuno es sólo un punto de partida para tomar conciencia del tipo de alimentos que ingerimos y un impulso para transformar nuestros hábitos.

Adiós a la dieta mediterránea

En las últimas décadas, ha cambiado la forma de comer. Ingerimos más alimentos sin tener ninguna necesidad y el ayuno debe hacernos conscientes de ello. Un estudio llevado a cabo por B. M. Popkin y K. J. Duffey y publicado por la *American Journal of Clinical Nutrition* sobre una muestra de 28.000 niños y 36.000 adultos en el periodo de los últimos treinta años constató que el tiempo que permanecemos sin comer se ha reducido una hora y media. Mientras en los años setenta del pasado siglo las personas pasaban cuatro horas y media sin tomar alimentos, en la actualidad el tiempo se ha reducido a tan sólo tres, sin contar los pequeños tentempiés que tomamos durante el día.

Y es que nuestra alimentación diaria ya no gira sólo alrededor de tres comidas. Los tentempiés se han convertido en una parte fundamental de nuestra dieta y, desgraciadamente, no suele tratarse de fruta o verdura, sino de alimentos procesados. La peor nutrición combinada con malos hábitos como el sedentarismo y la degradación de las relaciones sociales sanas basadas en la calidad y el tiempo han desembocado en un aumento de las llamadas enfermedades modernas: dolencias cardiovasculares, diabetes, cáncer...

Según un estudio de la Organización de las Naciones Unidas para la Agricultura y la Alimentación, realizado recientemente sobre el total de la población española:

- Un 26% padecía sobrepeso.
- Un 24% sufría obesidad.
- Un 50% se definía como sedentarios.
- Hipertensos: ♀ 17%, ♂ 12%.
- Colesterol alto: 12%.
- Diabetes tipo 2: 13,8% de los mayores de dieciocho años.
- Depresión: ♀ 9,2%, ♂ 3,7%.
- El 97% de los mayores de sesenta y cinco años dedicaba el tiempo libre a la televisión.

El nivel de obesidad en España es superior al de los países de su entorno. Mientras el 24 por 100 de españoles sufren obesidad, la media en la Europa Occidental es del 18,5 por 100. Este deterioramiento está relacionado con el abandono de la dieta mediterránea y sus hábitos saludables.

Lo peor es que esta situación conduce a enfermedades derivadas como la diabetes. Según la Sociedad Europea de la Diabetes, el 13,8 por 100 de personas mayores de edad padecen diabetes tipo 2 y casi la mitad de ellos desconocen que padecen esta enfermedad. Un dolencia que termina, invariablemente, derivando en problemas importantes en órganos como riñones, vista, corazón o sistema nervioso.

Alimentos procesados

Uno de los mayores problemas de la alimentación moderna está relacionado con los procesos industriales que sufre la comida que ingerimos. Procesos como el refinado, que despoja de vitaminas a los cereales, o el añadido de sal hacen tambalear el equilibrio de nuestro organismo, al igual que el uso de conservantes, aditivos... El procesado industrial de los alimentos ha supuesto un verdadero reto para nuestro organismo, teniendo que abordar aspectos poco saludables como:

- Azúcares y cereales refinados.
- Abuso de grasas animales saturadas.
- Sal cruda en aperitivos.
- Excesivo aporte proteico.
- Comidas hipercalóricas sin alimento.
- Aditivos químicos y comida procesada.
- Estimulantes: café, cacao, té.
- Bebidas azucaradas.
- Grasas artificiales como margarinas.
- Extracción de aceites vegetales en caliente y con disolventes: destrucción de la vitamina E, creación de hexano y acroleínas tóxicas.

El abuso del azúcar

El uso del azúcar en el procesado de los alimentos no es casual. Es una sustancia tremendamente adictiva que los fabricantes utilizan para engancharnos a sus productos. Sin ir más lejos, hasta el tabaco contiene azúcar en un 5 por 100. El resultado de esta estrategia comercial basada en el azúcar es que hoy en día, según datos de la Organización Mundial de la Salud (OMS) en 2015, los europeos doblamos el consumo diario recomendable de azúcar. Los 100 gramos diarios que consumimos deberían empezar a reducirse hasta los 50 gramos. O lo que es lo mismo, quedarse en el 10 por 100 de las calorías diarias de una dieta estándar de unas 2.000 calorías.

Son estimaciones tremendamente conservadoras, ya que la misma OMS insinúa que la reducción ideal sería por debajo de 25 gramos de azúcar diario en adultos. Si tenemos en cuenta que un refresco contiene 40 gramos de azúcar, podemos ser conscientes del consumo exacerbado de esta sustancia que quita el hambre y nos conduce a una dieta poco saludable. Eso sí, el informe no se refiere a los azúcares presentes en frutas o verduras frescas, a los que no pone límites para su consumo.

Los desmanes en el procesado de alimentos

A medida que el procesado industrial de la comida se ha ido haciendo cada vez más y más complejo, han surgido desviaciones que demuestran que por este camino la calidad de los alimentos va de mal en peor. Las polémicas generadas al respecto en los últimos años son sólo una muestra de lo poco cuidadosa que es con la salud de los consumidores la industria alimentaria. Desde finales de los años noventa hasta nuestros días, algunas de las crisis surgidas alrededor de la industria alimentaria son:

- Crisis de las vacas locas: enfermedad degenerativa del sistema nervioso de las vacas que puede transmitirse a los humanos que consuman carne infectada. La enfermedad se originó por culpa de los alimentos suplementarios que se proporcionaban a las vacas, incluyendo restos de ganado ovino y caprino.

- Clenbuterol: sustancia ampliamente utilizada en el engorde de la ganadería que está siendo prohibida en muchos países industrializados. Produce mayor masa muscular y la carne parece mejor moldeada y con menos grasa, aunque su calidad sea inferior.

- Pollos con dioxinas: crisis que tuvo lugar en Bélgica cuando se descubrió que aves de ese país quedaron contaminadas al comer piensos fabricados con grasas contaminadas por dioxinas. Se trata de compuestos tóxicos derivados de la combustión de residuos en incineradoras que producen cambios en el sistema inmunológico y alteraciones hormonales, además de inducir el cáncer.

- Alimentos transgénicos: son aquellos producidos a partir de un organismo que ha sido modificado genéticamente con genes de otro organismo para conseguir determinadas características. Aún no están claros sus efectos en los humanos, aunque algunos especialistas han denunciado que la manipulacion genética puede crear alergias, resistencia a antibióticos, daños hepáticos y cáncer.

- Gripe aviar: enfermedad infecciosa vírica que afecta a las aves y puede causar problemas respiratorios en humanos. Su origen es la mutación del virus de la gripe y es altamente infecciosa en las grandes explotaciones actuales.

Una cuestión ácida

El uso de antibióticos, hormonas, ingeniería genética y procesado industrial, entre otros, ha creado alimentos con unas características determinadas que según algunos expertos tienen consecuencias directas en nuestra salud. Unos de sus efectos más nocivos defienden estos expertos es que las deficiencias nutricionales de estos alimentos que ingerimos rompen el balance del pH de nuestro cuerpo. Nuestra dieta rica en azúcares refinados y grasas y pobre en verduras sería demasiado ácida, así que el cuerpo se vería abocado a un desajuste considerable.

El organismo, para cumplir con su cometido, debe fijarse en un pH determinado. Así, la sangre no puede variar de un margen muy delimitado: entre 7,35 y 7,45. O lo que es lo mismo: debe mantenerse en un ligero nivel de alcalinidad. Si la sangre rebasa estos valores, los glóbulos rojos pierden la capacidad de almacenar oxígeno y se reduce la efectividad en la «limpieza» de los residuos celulares. ¿Qué pasa cuando el cuerpo no está suficientemente limpio? Es víctima fácil de cualquier enfermedad. Es decir: si la sangre no nutre y limpia las células, el organismo caerá fácilmente en cualquier disfunción, origen de las dolencias.

Los métodos actuales que se utilizan para valorar nuestro PH sanguíneo en un entorno «no clínico» son indirectos. Para hacer una estimación se toman muestras del PH urinario durante varios días.

Cuando la sangre está demasiado ácida, el cuerpo utiliza dos mecanismos de emergencia para entrar en equilibrio. Por un lado, deposita ácidos en los tejidos, generando reuma, problemas circulatorios y afecciones de la piel. Por otro, busca en sus reservas alcalinas, que se encuentran en huesos y dientes, articulaciones, uñas y cabellos. De ahí, extrae los minerales para sostener el equilibrio básico del cuerpo.

De este modo según esta teoría se pone en marcha un proceso de descalcificación y desmineralización, lo que desemboca en caries en los dientes, osteoporosis y artrosis en los huesos, debilitación del cabello y lesiones en mucosas. ¿Y qué hacer frente a este problema? Regular la dieta. Apartar los alimentos procesados y comer alimentos sanos que alcalinicen el cuerpo.

La dieta alcalina

La base de la dieta alcalina defiende que un 80 por 100 de nuestra dieta debería ser rica en alimentos alcalinizantes, dejando el resto a los alimentos acidificantes. Y justo está ocurriendo lo contrario.

Se ha observado que las verduras silvestres poseen mayor alcalinidad que las de cultivo. Cuantos más abonos químicos se utilizan, más aumenta la acidez de los alimentos. Además, se estima que la fruta que madura en cámara deja de comportarse como alcalinizante. Esto es sólo un ejemplo de cómo la producción industrial de alimentos influye directamente sobre nuestro organismo, unos efectos que aún no han sido estudiados en profundidad.

En general, todos los vegetales son alcalinizantes. En el caso de carnes, lácteos y alimentos procesados ocurre lo contrario. Cuando metabolizamos alimentos de origen animal, quedan residuos ácidos que deben ser neutralizados.

A modo de ejemplo la tabla en la página siguiente muestra la alcalinidad o acidez de distintos alimentos.

No pueden extraerse reglas estrictas en cuanto a alcalinidad y acidez en los alimentos. Así es en el caso de los cereales. Mientras trigo y maíz son muy ácidos, otros cereales como mijo, cebada o trigo sarraceno resultan alcalinizantes. El arroz integral, por ejemplo, es considerado neutro en dietética oriental.

Las legumbres y semillas son ligeramente acidificantes mientras que las verduras pierden casi la mitad de su alcalinidad en el agua del cocido. Por esto es tan recomendable cocer las verduras al vapor.

Altamente recomendados → **No es aconsejable consumirlos**

Muy Alcanizantes	Altamente Alcanizantes	Medianamente Alcanizantes	Neutral poco Acificante	Moderadamente Acificante	Altamente Acificante
Agua alcalina PH 9,5	Palta	Alcachofa	Garbanzos	Jugos de fruta naturales	Alcohol
Sal marina PH 8,5	Betarraga	Esparragos	Porotos	Mayonesa casera	Café
Agua de mar	Pimiento morrón	Coliflor	Melón	Mantequilla ecológica	Jugos de frutas azucarados
Hierba de cebada	Pimienta	Zanahoria	Uvas pasas	Manzana	Te verde y negro
Hierba de avena	Repollo	Cebollines	Mandarinas	Damasco	Chocolate común
Hierba de alfalfa	Berenjena	Zapallo italiano	Ciruelas	Plátano	Miel
Pepino	Apio	Puerro	Cerezas	Mora	Mermelada
Repollo rizado	Ajo	Patatas	Sandía	Arándano	Gelatina
Espinacas	Jengibre	Arvejas	Mijo en grano	Uvas	Mostaza
Perejil	Porotos verdes	Nabo	Amaranto en grano	Mango	Vinagre
Brócoli	Lechuga	Berro	Leche de almendras	Naranja	Ketchup
Germinados	Granos de mostaza	Pomelo	Leche de soja orgánica	Durazno	Sal refinada
Algas marinas	Cebolla	Coco	Castañas de caju	Frambuesa	Levadura
Almendras	Rabano	Quinoa	Nueces	Arroz integral	Pollo
Limón	Rúcula	Lentejas	Avellanas	Avena	Carne roja
Pomelo	Tomate	Tofu orgánico	Semilla de girasol	Pan centeno	Carne de cerdo
	Semilla de soja orgánica	Hierbas y especies	Aceite de girasol	Champiñones y callampas	Huevos
		Aceite de oliva	Aceite de uva		Pescado
		Aceite de lino			Mariscos
		Aceite de palta			Queso de vaca
		Aceite de coco			Yogurt
					Endulzantes y colorantes

Fuente: www.fitnessrevolucionario.com

No hay recetas secretas. Hay que ir conociendo las propiedades de los alimentos para ir combatiendo la acidosis, una auténtica epidemia provocada por el procesado mayoritario de los alimentos que encontramos en las estanterías del supermercado.

Una cuestión polémica

Lucía Redondo, nutricionista y profesora del Instituto Roger de Llúria de Dietética y Nutrición nos da otro punto de vista muy interesante sobre el tema.

El tema del pH del organismo requiere muchos matices y aunque son muchas las medicinas orientales que tienen como base un equilibrio ácido-alcalino en nuestro organismo para que todo nuestro cuerpo funcione correctamente, otros puntos de vista más científicos y occidentales defienden que el PH no se puede modificar con la dieta. Según estos estudios, se ha demostrado que el cuerpo posee potentes mecanismo tapones que evitan cualquier modificación del PH. Nuestro riñones, nuestros pulmones, o mecanismos tapones en nuestra propia sangre, se encargarían de salvaguardar el PH sanguíneo en sus valores vitales.

La visión más occidental defiende que valorar que un alimento es más o menos sano por su efecto sobre el pH urinario es una visión muy reduccionista y nada realista. Es cierto que muchos de los alimentos que se consideran como alcalinizantes son sanos (hortalizas, frutas); pero lo son por muchos motivos. De la misma manera hay que aclarar que «Alcalino» no es sinónimo de bueno, ni ácido, sinónimo de malo, ya que hay alimentos que son ácidos como el limón, pero tienen efectos alcalinizantes sobre la orina; o los arándanos provocan una respuesta ácida en la orina pero son muy buenos para nuestros riñones.

Además no solo la alimentación nos afecta en nuestra acidez-alcalinidad, nuestro entorno, donde vivimos, el ejercicio que hacemos o el estrés que tenemos, también influye de una marea crucial.

10 Ayuno y estética

Ayuno y adelgazamiento

Aunque el principal objetivo del ayuno sea la desintoxicación del propio organismo, son obvias sus propiedades adelgazantes. El ayuno ayuda a perder peso, es cierto. Pero no es menos cierto que si no modificamos nuestros hábitos nutricionales y no ejercemos unos patrones de ejercicio semanales todo lo que se haya perdido volverá a ganarse en breve tiempo.

Así pues, el ayuno puede representar un método que ayude a controlar el peso, pero debe realizarse combinado con ejercicio físico moderado. Por otro lado, es aconsejable ponerse bajo el asesoramiento de un especialista que nos permita empezar a adelgazar de acuerdo con nuestras necesidades de salud.

Ayuno y ejercicio

Durante el ayuno, recomendamos llevar a cabo un ejercicio físico ligero que ayude al cuerpo a perder peso. Debe ser ligero, ya que un ejercicio físico excesivo puede resultar contraproducente. Aparte de que el organismo baja el tono físico al no ingerir alimentos, un exceso de actividad puede despertar el hambre y echar al traste nuestro programa de ayuno. Es recomendable, por el contrario, realizar pequeños paseos, estiramientos y yoga.

«¿Y cuánto voy a adelgazar?» Esta es la pregunta del millón que lanzan las personas después de oír las bondades desintoxicantes del ayuno. «Sí, depurar está muy bien pero ¿y estos kilitos que me sobran?». La verdad es que no existe una única respuesta. Cada cuerpo responde de modo distinto al parar la ingesta de alimentos y controla el uso de sus reservas de manera que no dañe la salud. Además, cada metabolismo tiene su propio ritmo y es difícil calcular a qué velocidad tendrá lugar el adelgazamiento.

En líneas generales, se calcula que en personas con un sobrepeso considerable la pérdida de peso puede llegar al kilo diario durante los primeros días de ayuno. En mujeres suele ser un poco menos, moviéndose alrededor de los 200 o 500 gramos por día. A medida que avanzan los días, como es lógico, las pérdidas irán reduciéndose y no superarán los 500 gramos, ya que una pérdida superior podría indicar deshidratación.

Si durante uno de nuestros ayunos un participante supera este valor, recomendamos la ingesta moderada de algunos alimentos o, directamente, parar el ayuno. Y por supuesto, para mantener esta pérdida de peso, es necesario adoptar un estilo de vida saludable que incluya ejercicio, correctos hábitos nutricionales y una vida relajada que mantenga el cuerpo en perfecta salud.

El ayuno y otras dietas para adelgazar

Al contrario que otros sistemas de adelgazamiento, el ayuno beneficia al organismo en múltiples sentidos. Así, las personas que sufren de sobrepeso suelen notar mejorías.

- Incremento de la respiración.

- Movimientos más flexibles.

- Reducción del cansancio.

- Desaparición de molestias abdominales.

- Mejora en la digestión y menor sensación de «sentirse lleno».

- Disminución de la presión arterial.

Una diferencia importante respecto a las dietas de adelgazamiento es la forma en que tiene lugar la pérdida de volumen corporal. Con el ayuno, el adelgazar va acompañado de una regeneración de las células; un rejuvenecimiento de la piel que evita la flacidez y las estrías en el cuerpo producidas con otros métodos.

Además, psicológicamente, el ayuno es más llevadero: al hacer desaparecer gradualmente la sensación de hambre, es más fácil llevarlo a cabo. En cambio, las dietas de adelgazamiento suelen dejar el organismo al límite y sin permitir que el sistema digestivo descanse del todo y elimine la sensación de hambre. Como hemos comentado anteriormente, para propiciar este «parón» en la digestión es necesario entrar en una fase de preayuno que, al disminuir gradualmente la ingesta de comida, permitirá afrontar de forma relajada el ayuno.

Este proceso es muy útil para aquellas personas que suelen comer más de lo que necesitan, ya que, psicológicamente, se dan cuenta de que el abuso en la comida no es sólo poco saludable, sino que supone una agresión a un cuerpo que necesita muy poca comida para funcionar. Se debe ingerir abundante agua, eso sí. La ingesta hídrica convierte el ayuno en una forma de desintoxicación general del organismo.

El ayuno y la piel

La piel tiene una importancia vital en la relación entre el medio interno y el medio externo del organismo. Entre otras funciones refleja cómo se encuentra nuestro medio interno. Así, si desintoxicamos nuestros órganos internos, su mejoría tendrá unos efectos a corto y medio plazo en nuestra piel.

Generalmente, este órgano que nos cubre y nos protege se regenera cada mes y se ve afectado por la acumulación de toxinas que merman su elasticidad y la hacen menos tersa y más propensa a secarse y a resquebrajarse. La contaminación, el uso de jabones demasiado agresivos, la exposición a la luz o la ropa son algunos de los factores que afectan la calidad de nuestra piel.

Además, la epidermis puede verse afectada por numerosas dolencias: irritaciones, erupciones, enrojecimientos. En muchos casos, su origen puede atribuirse directamente a una mala alimentación: el abuso de determinados productos, la carencia de otros o una dieta desequilibrada tiene una consecuencia directa en la piel.

Gracias al ayuno, la desintoxicación que se lleva a cabo en todo el organismo tiene unas claras mejorías en la piel. En líneas generales, se considera que la depuración consigue:

- Aclarar tono y brillo.
- Mayor hidratación y elasticidad.
- Mayor sensibilidad al efecto de tratamientos para la piel.

Estas mejorías no serán inmediatas. No cabe esperar que, ya durante el ayuno, nuestra piel se rejuvenezca milagrosamente. Sus efectos empezarán a notarse pasados unos días, cuando comenzaremos a ver que nuestra piel es más brillante.

De hecho, durante el ayuno, el proceso de desintoxicación

suele producir un efecto extraño. Al tratarse de una vía de depuración del organismo, el ayuno verterá residuos en la piel los primeros días. Por ello, es normal sentir olores desagradables e incluso pueden aparecer erupciones. La recomendación para combatir estos efectos es asearse con regularidad, incluso con un cepillo suave o guantes de crin para limpiar la piel que ayudarán a su depuración.

Además, si sufrimos de dermatitis o urticarias, es probable que asistamos a su curación. Una sanación que irá acompañada de una regeneración celular de uno de los órganos que más mostramos al mundo.

Un proceso depurativo completo

Como hemos comentado a lo largo del libro, el ayuno pone en marcha la desintoxicación, limpieza y regeneración del cuerpo. Al ayunar ahorramos energía, y esta energía sobrante la acabamos invirtiendo en renovar el complejo sistema que es nuestro cuerpo. Por ello, el ayuno rejuvenece nuestra piel.

Este proceso tiene lugar primero en las células, de donde son expulsadas las sustancias sobrantes o enfermas. Es decir, nocivas para nuestro cuerpo. Este proceso permite la regeneración de algunas zonas que estaban dañadas y la renovación de tejidos que necesitaban una puesta a punto.

Una vez fuera de las células, estos desechos pasan al torrente sanguíneo que los conduce a los órganos de eliminación: pulmones, riñones, hígado y piel. Al incrementarse la limpieza, en una primera fase, la piel puede sufrir una «saturación» de tóxicos debido al aumento de carga de trabajo que supone la depuración. Al cabo de unos días sucederá lo contrario: una notable mejoría se observará en toda su extensión.

11 El ayuno y el deporte

Tradicionalmente, se ha considerado que los deportistas necesitan ingerir hidratos de carbono antes de entrenar o competir, pero en los últimos años son cada vez más los especialistas que hablan de los beneficios de practicar deporte en ayunas.

Todo empezó con el análisis de resultados de los deportistas musulmanes que, durante el ramadán, se veían obligados a competir sin ingerir alimento alguno. En los Juegos Olímpicos de Londres 2012, la mayor parte de la competición coincidió con esta prescripción religiosa, por lo que los deportistas musulmanes no podían ingerir alimento alguno entre la salida y la puesta del sol. En algunos casos, la competición se adaptó a unos horarios que permitieran a los deportistas comer alguna cosa antes de competir, pero no fue siempre posible.

El resultado fue sorprendente. No sólo los atletas que competían en ayunas no bajaban el rendimiento, sino que muchos de ellos mejoraban los resultados. Ahora, los deportistas que llevan a cabo ayunos intermitentes son cada vez más y la opción de practicar ejercicio sin ingerir alimentos empieza a ser recomendada por algunos nutricionistas.

Una cuestion de rendimiento

La práctica que empieza a estar más extendida es la de entrenar en ayunas a primera hora del día, antes del desayuno, para conseguir que el cuerpo sea más efectivo energéticamente. Es decir, ahora se considera que el aporte de hidratos de carbono se debe completar después del ejercicio no antes, pues así se consigue una mayor efectividad en la práctica del ejercicio. Si se ayuna antes de entrenar, se favorece que el cuerpo utilice más grasa como combustible durante el ejercicio. Por así decirlo, el metabolismo gana en eficiencia.

Pongamos por ejemplo la práctica del *running*. Hasta ahora parecía claro que necesitábamos «gasolina» para llevar a cabo este esfuerzo físico. Ahora, esta teoría contradice el discurso de que la despensa de hidratos de carbono y, por lo tanto, del glucógeno en los músculos debe estar lista para la práctica del deporte.

Entrenar en ayunas mejora la adaptación mitocondrial que ocurre como resultado del ejercicio aeróbico. Eso significa que este modo de entrenamiento mejora la capacidad del cuerpo de usar la grasa como recurso energético durante el ejercicio, prestando glucógeno del músculo cuando es más necesario, o sea: durante las partes más duras de una carrera, por ejemplo.

Pura energía

Es el llamado «entreno bajo, alta competición». Esto consiste en llevar a cabo un buen número de sesiones de entrenamiento en ayunas para optimizar la adaptación del organismo y competir con la reserva de hidratos de carbono llena para maximizar la carrera. En la práctica, se trata de alternar jornadas con un consumo mínimo de calorías con otras en las que al atleta no se le pone ningún tipo de límite. Los periodos de ayuno suelen situarse entre las 16 y 36 horas.

El entreno debe ser de una intensidad y duración adecuadas, sin un esfuerzo excesivo. Por ejemplo, un entreno de una hora a una intensidad moderada, acompañado de la ingesta de agua o de una bebida con electrolitos baja en calorías.

Después de dormir, cuando el cuerpo aún está en ayunas, el glucógeno del hígado está bajo y esto puede provocar que la glucosa en la sangre disminuya, dando la sensación al atleta de que es muy difícil y costoso completar el ejercicio. Además, entrenando con un nivel bajo de glucógeno en el músculo, se puede llegar a un estado hormonal y metabólico que incremente la descomposición de las proteínas musculares y perjudique al sistema inmune.

El día de una competición sí que es necesario que el cuerpo pueda disponer de una reserva de hidratos de carbono. Es indispensable determinar con lógica cuáles van a ser las prácticas deportivas en ayunas y cuáles no. De este modo se consigue que el cuerpo pueda adaptarse usando la reserva de grasa o la de carbohidratos durante el ejercicio.

Mayor resistencia

Los especialistas están de acuerdo en que se trata de un tipo de entreno adecuado para deportistas experimentados y muy útil para aquellos deportes en los que la resistencia es un factor clave. Distancias de ultrafondo como las que se practican en el ultratrail o en ironman o en vueltas ciclistas, por ejemplo. En estos casos los deportistas mejoran el metabolismo de las grasas.

Se trata de personas con una buena base aeróbica que quieren mejorar su rendimiento y que llevan a cabo deportes donde una buena utilización de las grasas puede ser clave para competir.

Además, en deportistas que se clasifican dentro de las competiciones de «ultrafondo», entrenar en ayunas significa también encontrarse con unas condiciones físicas y psicológicas parecidas a las que se encontrarán en competición. En otro tipo de deportes explosivos, de muy corta duración y alta rapidez, el entreno en ayunas tiene menos sentido.

Los riesgos de este práctica son claros: mareos, sensación de debilidad... Es importante llevarla a cabo bajo la supervisión de un especialista.

12 Un ayuno ideal

Fruto de nuestra experiencia guiando grupos en el arte del ayuno hemos desarrollado una serie de consejos que creemos que pueden ser utilizados como referencia para llevar a cabo esta práctica. Se engloban dentro del llamado ayuno terapéutico, que incluye la práctica deportiva moderada y tratamientos *wellness* que aseguran el bienestar de los participantes.

El ayuno, junto al complemento del senderismo, es una de las variantes más practicadas en Europa; aunque para los no iniciados es más recomendable y llevadero hacer una dieta a base de zumos y caldos naturales. Preferiblemente, el ayuno debe practicarse en un entorno natural, lo que permitirá disfrutar al máximo de él.

Salud y reposo

El ayuno debe afrontarse como una experiencia que combina tratamientos terapéuticos, estéticos y de relax, por lo que recomendamos que el espacio preparado para su práctica permita una serie de condiciones.

- La desconexión laboral y doméstica.
- Toma de conciencia del propio cuerpo.

- Asesoramiento profesional.

- Seguimiento de parámetros médicos y corporales.

- Condiciones ambientales adecuadas en plena naturaleza.

- Actividades ligeras.

- Mayor reposo.

Apoyo profesional

En el ayuno ideal, debe exigir que un equipo de profesionales le asesore desde el primer momento para diseñar un programa que se ajuste a sus necesidades. Toda la preparación, desde el análisis previo de la salud de cada persona, a la dieta ajustada al postayuno, debería ser realizada bajo supervisión médica. Así, los participantes cuentan con la tranquilidad de que un equipo va a monitorizar las constantes vitales y de que van a ser atendidos médicamente en caso de que sea necesario.

A lo largo de los años hemos comprobado que las terapias adicionales sobre el propio cuerpo y los talleres informativos suponen un efecto multiplicador sobre los beneficios del ayuno, ya que consiguen facilitar el cambio hacia un modo de vida más saludable.

- Apoyo profesional para que pueda optimizar al máximo su estancia.

- Asesoramiento personalizado.

- Seguimiento del ayuno.

- Charlas y talleres sobre nutrición y salud.

- Actividades guiadas: senderismo, yoga, relajación.

- Terapias adicionales: osteopatía, fisioterapia, masajes terapéuticos, hidroterapia de colon, Indiba (tratamientos de radiofrecuencia, Indiba ver pág. 130).

Fases del programa

Una vez que acuda a un centro de ayuno, debe empezar un programa diseñado para safisfacer sus necesidades y ajustar la actividad a los requerimentos de su salud.

Para llevar a cabo con precisión este cometido, el participante pasa por diversas fases:

Fase de las 4P

- **P**lanificación: asesoramiento sobre posibles dudas y necesidades.
- **P**reparación: la puesta a punto empieza en casa. Debe ser informado de cómo llevarla a cabo.
- **P**rograma: días de ayuno a base de zumos y caldos controlado y guiado por profesionales. Los días se decidiran en la fase de «planificación» según las necesidades de cada persona.
- **P**osprograma: fase crucial donde la persona deberá adaptar el organismo a la «vuelta a la normalidad».

Fase de ida y vuelta

Tres días en los que disponer de información y herramientas para continuar su dieta le ayudarán enormemente a poner en marcha el cambio a la vida saludable.

Fase de hábitos alimenticios

El diseño de un plan personalizado y adaptado a sus necesidades y metas le asegurará un buen mantenimiento de los éxitos conseguidos durante el ayuno.

La dieta

La técnica que recomendamos podría llamarse «ayuno modificado» y es fruto de la voluntad de llevar a cabo el método que más beneficios proporciona a los participantes.

Durante las ingestas proponemos:

- Infusiones.
- Caldos vegetales.
- Licuados de frutas y verduras recién hechos.

Recomendamos la utilización de zumos de verduras y hortalizas de producción ecológica recién obtenidos que se ingieren a mediodía y por la noche. A primera hora de la mañana, una tisana con melaza o miel permite poner en marcha el metabolismo del ayuno. Este mínimo aporte de carbohidratos ayuda a activar la quema de grasas y mantiene el balance de proteínas en el organismo. Es importante la ingesta continua de agua para mantener el cuerpo en constante hidratación.

Estos alimentos aportan al organismo las vitaminas y la vitalidad necesarias para mantener un buen equilibrio nutricional. En este nivel ya no existe sensación de hambre. Al contrario. Al liberar al cuerpo de las sustancias que lo lastran, se sentirá mejor. Aumentará su sensación de fortaleza y bienestar, lo cual se manifestará rápidamente en una necesidad espontánea de movimiento, de caminar o de practicar actividades físicas.

La previa al ayuno

Antes de empezar el ayuno, es necesario que realice un cuestionario de sus antecentes médicos y anote su peso, teniendo en cuenta su volumen y constitución y valorando qué zonas del organismo sufren un exceso de grasa.

Durante el programa debe realizarse un seguimiento de sus constantes vitales: peso, pulso y tensión. Además, una sencilla ficha del día a día de su programa le permitirá ir apuntando la evolución de su estado y ser consciente del modo en que se encuentra en todo momento.

Un día tipo en el ayuno ideal consiste en:

- Toma de constantes vitales al despertarse.
- Seguimiento de su estado.
- Infusión de hierbas con melaza.
- Yoga.
- Práctica de senderismo moderado.
- Estiramientos.
- Licuado de frutas y hortalizas.
- Terapia hepática.
- Charlas sobre nutrición y salud.
- Caldo de verduras.
- Relajación.

Asegurar una buena estancia

Al acudir a un centro de ayuno debe comprobar que las instalaciones estén especialmente diseñadas para el óptimo desarrollo del programa. Preguntar, por ejemplo, si las estancias pueden ser individuales o compartidas con otros participantes. Ambas opciones son propicias para cumplir el ciclo de la dieta saludable y poder tener un sueño reparador.

Ademas, la calidad del entorno es indispensable si quiere disfrutar de una buena calidad del sueñoy conseguir equilibrar y controlar los mecanismos responsables de generar la sensación de saciedad y de bloqueo del apetito. Un entorno natural ofrece una desconexión intensa del ajetreo urbano, ya que de lo que se trata es de buscar un paraje ideal que permita un retiro de máxima tranquilidad.

Resultados

El programa de ayuno permite eliminar todas aquellas sustancias nocivas que vamos acumulando a lo largo de los años a causa de los malos hábitos de salud y de los excesos en nuestra alimentación. Cada persona empezará a depurar el organismo mediante la actividad física, la alimentación y el sueño continuado. Una alimentación a base de zumos y caldos naturales permitirá apreciar distintos cambios en la personas, como son:

- Pérdida de peso.
- Piel más hidratada.
- Aumento de la capacidad de rendimiento.
- Reducción del estrés.
- Depuración del organismo.

Con la valoración de los resultados, podemos evaluar si el programa se ha llevado a cabo con éxito. Debemos sentir que hemos disfrutado de una experiencia saludable y logrado una mejora en la condición física, cambios en los hábitos alimenticios y deportivos y una gran carga de energía y motivación al ver los resultados obtenidos en tan poco tiempo.

Hidroterapia de colon

Una de las técnicas más recomendables para complementar el ayuno es la hidroterapia de colon. La última porción del aparato digestivo es el principal órgano de eliminación de toxinas del cuerpo, así que su correcta limpieza ayudará a incrementar la efectividad de la depuración del ayuno. Como ya hemos señalado, consiste en un lavado del intestino grueso mediante la inyección de agua que arrastra gases y restos fecales y también las toxinas del intestino.

Seguimiento posterior al ayuno

Aquellos que quieran profundizar en el conocimiento de una dieta más saludable después de practicar ayuno deben acudir a una consultoría nutricional individual para diseñar programas a medida. La tutorización, el seguimiento y la práctica de actividades complementarias, como cursos de cocina natural, pueden permitirnos aprender a preparar los alimentos de forma sana y divertida.

Actividades complementarias al ayuno

Durante un ayuno el cuerpo se abre a nuevas experiencias, así que es bueno plantearse la realización de actividades terapéuticas, estéticas y deportivas que se ajusten a las necesidades de cada uno.

Tratamientos terapéuticos

Osteopatía

Disciplina terapéutica manual con la que se analizan y corrigen las restricciones de la estructura del cuerpo que impiden su correcto funcionamiento. Se mejoran la postura y el movimiento, que afectan también al organismo. Indicado para dolencias osteoarticulares y problemas respiratorios, digestivos y de circulación.

Masaje descontracturante

Manipulación específica que incide directamente en zonas de dolor mediante una presión intensa y localizada sobre los músculos para relajarlos. Se trata de problemas habituales en personas sometidas a estrés y sobresfuerzo, con malas actitudes posturales y movimientos incorrectos y con una vida sendentaria que deriva en malestar general.

Masaje relajante

Manipulación firme y progresiva que permite descargar la tensión acumulada estimulando físicamente los músculos y desencadenando beneficios en el organismo. Indicado también para personas sometidas a estrés y con problemas derivados de la vida sedentaria.

Drenaje linfático

Masaje que combate la retención de líquidos y la hinchazón mediante la reactivación de la circulación linfática.

Masaje cráneo facial

Indicado para personas con migrañas y estrés y para aquellos con dolencias en cuello y zona maxilar. Este masaje libera tensiones mediante la manipulación manual de cuello y cabeza.

Reflexología podal

La manipulación precisa de las llamadas zonas reflejas de los pies permite volver a equilibrar el organismo de todas aquellas personas que sufren dolor y distintas patologías.

Tratamientos Indiba

Indiba terapéutico

El Indiba terapéutico es una técnica no invasiva de radiofrecuencia que, mediante tecnología de última generación, acelera los mecanismos naturales de reparación de los tejidos. Su objetivo es la reducción del dolor y la inflamación y la aceleración de los procesos de curación en personas con dolencias en el aparato locomotor (lumbalgia, inflamaciones, tendinopatías).

Indiba estético

Mediante la tecnología Indiba Deep Beauty se movilizan los iones del organismo, transfiriendo energía a los puntos deseados, reequilibrando tejidos y mejorando su aspecto y firmeza.

Facial

Destinado a aliviar la flacidez y el envejecimiento del rostro, es una técnica efectiva para combatir las arrugas mediante la vasodilatación, incrementando la circulación sanguínea y linfática. La mejora del aporte de nutrientes y de la llegada de oxígeno a las células permite reducir las irregularidades de la piel y revitalizar el cutis.

Corporal

La aplicación de temperatura en zonas como abdomen, cartucheras y glúteos permite la disminucion de las celulitis edematosa, adiposa o fibrosa, mejorando la elasticidad de la piel y disminuyendo la fibrosis.

Preparaciones Físicas

Entrenamiento físico

Con el diagnóstico de sus necesidades físicas, un entrenador personal puede diseñar un plan de actividad física que mejorará su rendimiento. Indicado para aquellos que deseen perder peso, recuperar movilidad reducida o molestias físicas o, simplemente, incrementar sus prestaciones deportivas.

Estiramientos asistidos

Las sesiones de estiramientos permiten combatir dolores musculares, rigidez y tensiones o cansancio. Los especialistas escogerán distintas técnicas en función de las necesidades del cliente: estiramientos estáticos, activos, pasivos, PNF, etc.

Entrenamiento acuático

Las cualidades del cuerpo en el medio acuático como la flotabilidad o la menor gravedad permiten realizar actividades moderadas de fuerza y resistencia del aparato locomotor. Indicado para personas con molestias y poca movilidad y para aquellos que quieran mejorar la vascularización y las piernas hinchadas.

Estas son algunas de las posibilidades que abre la práctica del ayuno para el conocimiento y la mejora del propio cuerpo. Se trata tan sólo de un resumen de años de experiencia con ayunadores; una muestra de cómo el ayuno puede abrirse a un amplio campo de experiencias terapéuticas, deportivas, etc. No te conformes. En el ayuno ideal debes ser exigente y buscar lo que mejor se ajuste a tus necesidades.

13

Una vida sana

Muchas de las personas que acuden a nosotros creen que sólo con la práctica regular del ayuno conseguirán mejorar su salud sin demasiado esfuerzo. Es cierto que dejar de ingerir alimentos de un modo controlado permite depurar el organismo, pero no es menos cierto, sin embargo, que si llevamos una mala alimentación, con un exceso de grasas y una práctica nula de deporte durante la semana, nuestro organismo volverá al estado en que se encontraba antes del ayuno. La desintoxicación no habrá servido para nada si no cambiamos nuestros malos hábitos.

Eso es lo que repetimos a las personas que acuden a nosotros. El ayuno debe ser un punto de partida inmejorable para empezar a llevar un estilo de vida saludable. Aprovecha la toma de conciencia que te ha permitido el ayuno y abraza la práctica del deporte, la comida sana, y trabaja para llegar a un estado emocional equilibrado que te permita vivir en plena salud. Estos son los tres pilares fundamentales para llevar un estilo de vida saludable.

Actividad física

La inactividad física es la cuarta causa de mortalidad mundial y es la mayor causa de enfermedades cardiorrespiratorias, metabólicas, de cáncer y de dolencias de salud funcional. Un ejemplo muy claro es el de la obesidad y el sobrepeso: la causa del 5 por 100 de la mortalidad mundial. Además, no practicar actividad física alguna origina una cuarta parte de los cánceres de mama y de colon y de los casos de diabetes. Un porcentaje que se eleva a casi un tercio de las cardiopatías isquémicas.

Para paliar los efectos de la vida sedentaria no es necesario convertirse en un consumado deportista. Actividades en el tiempo de ocio como paseos a pie o en bicicleta, juegos, trabajo físico y tareas domésticas pueden mejorar la funciones cardiorrespiratorias y musculares y la salud ósea. La actividad física regular disminuye el riesgo de cardiopatías coronarias y accidentes cerebrovasculares, diabetes tipo 2, cáncer de colón y de mama y depresión.

Según la Organización Mundial de la Salud (OMS), un adulto sano debería acumular durante la semana un mínimo de 150 minutos de actividad física aeróbica moderada, o bien 75 minutos de actividad más intensa. Para su correcta efectividad, la actividad aeróbica debería practicarse en sesiones de un mínimo de 10 minutos de duración.

Una vez conseguida una mínima práctica en estos ejercicios, se debería aumentar gradualmente la actividad aeróbica moderada hasta los 300 minutos semanales, o bien la intensa hasta los 150 minutos. Se recomienda, además, que dos o más veces por semana los adultos trabajen en el fortalecimiento de los grandes grupos musculares.

Con este patrón de ejercicios, el riesgo de lesiones es bajo, por lo que los beneficios para la salud superan, en muchos los posibles perjucicios. Evidentemente, el incremento gradual de la actividad física evitará al máximo cualquier riesgo de lesión.

No debes considerarlo un esfuerzo cansino y aburrido: se trata de una oportunidad y no de un inconveniente. Para practicar ejercicio es necesario encontrar la manera que se adapte a tus necesidades. Esa actividad debe gustarte y ajustarse a tu día a día. Será más fácil encontrar un momento apropiado si te mantienes activo con amigos y familia, ya que estar acompañado de otras personas siempre ayuda a ser constante con los ejercicios.

Empieza despacio y, poco a poco, puedes ir acostumbrándote a un ritmo mayor. Por ejemplo, caminar. Un buen comienzo es sólo andar 10 minutos al día y en unas semanas el cuerpo te pedirá una mayor duración del ejercicio. Quizás más adelante quieras probar la bicicleta, la natación o el senderismo. La cuestión es ponerse a ello.

Una dieta sana

Si consumimos alimentos sanos, no fumamos y practicamos ejercicio físico, podemos llegar a a la edad de setenta u ochenta años en un estado de salud vigoroso. No obstante, en los países occidentales la rápida degradación de la dieta que se ha producido en las últimas décadas está disparando las enfermedades cardiovasculares, el cáncer y la diabetes tipo 2, entre otras.

La causa principal de estas dolencias es el incremento exponencial del consumo de grasas animales y el abandono de alimentos ricos en nutrientes, como frutas, hortalizas y legumbres. La dieta moderna se basa en el consumo de alimentos hipercalóricos con pocos nutrientes y la masiva comercialización de tentempiés salados, azucarados y grasos. Así pues, las recomendaciones para llevar una dieta saludable son claras:

- Incrementar el consumo de frutas y hortalizas.

- Aumentar la presencia en nuestra dieta de legumbres, cereales integrales y frutos secos naturales.

- Disminuir la ingesta total de grasas: elegir carnes magras y productos lácteos pobres en grasas.

- Reducir el consumo de grasas saturadas (carnes, embutidos, leche, queso) y de ácidos grasos tipo trans (pastelería, alimentos fritos).

- Consumir grasas sin saturar: aceite de oliva, pescados, frutos secos.

- Disminuir el consumo de azúcares libres: azúcares refinados que se añaden a refrescos, golosinas, kétchup, etc..

- Reducir el consumo de sal y elegir sal integral.

Equilibrio emocional

Aunque la nutrición y el deporte sean dos de los factores más conocidos que afectan a la salud, nuestro equilibrio emocional no es menos importante. Se trata de una parte de nuestra vida compleja en la que inciden diversos factores. Tal como afirma la OMS: «La salud es un estado de bienestar físico, mental y social completo, y no meramente la ausencia de mal o enfermedad».

Estamos hablando, entonces, de la calidad de vida. Un aspecto que tiene que ver con una actitud mental positiva en nuestro día a día: una de las armas más potentes para gozar de buena salud. Nuestras relaciones son importantísimas para nuestro bienestar emocional. Establecer relaciones de confianza estables con otras personas es el mejor antídoto contra la depresión.

Estar informados de cómo cuidar nuestra salud nos ayudará a que tengamos una actitud mejor en nuestros hábitos. Estudios científicos han demostrado que en un posoperatorio se recuperan más rápido aquellos pacientes que se interesan por su evolución. La desinformación, además, es una de las causas del empeoramiento de trastornos mentales como la depresión.

Debemos afrontar nuevos retos. No dejar de aprender nunca es un regalo para una vida saludable. Evitando obsesionarse, eso sí. La ansiedad y el estrés son una epidemia en nuestros días. Así que debemos procurar encontrar momentos para relajarnos y disfrutar conscientemente de la compañía de amigos y familia. Somos responsables también de adoptar constumbres saludables en nuestra vida diaria, como disfrutar de un merecido descanso, no fumar ni abusar del alcohol, comer de forma saludable y practicar deporte con asiduidad.

14 Preguntas frecuentes

¿Pasaré hambre si ayuno?

La sensación de hambre es subjetiva. Estudios llevados a cabo con personas a quienes se ha privado forzosamente de la ingesta de alimentos demuestran que la reacción psicológica es diametralmente opuesta a la de aquellos que ayudan de modo voluntario. En quienes son obligados, la reacción psicológica es tremendamente negativa: mal humor y sensación de hambre, que se agrava con el paso de las horas.

Los voluntarios, en cambio, experimentaron secreción de serotonina, la hormona de la felicidad, y a medida que avanzaba el ayuno se sentían más fuertes y capaces de realizar sus tareas diarias sin alimento alguno. El conocer la fecha de finalización del ayuno es un potente estímulo psicológico para llevarlo a cabo.

¿Puedo practicar deporte mientras ayuno?

La realización moderada de ejercicio (senderismo, yoga o estiramientos) permite la movilización de las grasas como aporte energético y facilita el disfrute de la sensación de ligereza y mayor energía que aporta el ayuno.

Algunos deportistas profesionales, sobre todo en deportes que requieren mucha resistencia, llevan a cabo entrenamientos en ayunas para mejorar su rendimiento. Dicho entrenamiento permite que en momentos críticos de la competención, donde el organismo manifiesta carencia energética y fatiga, el deportista sepa recurrir de forma mas eficiente a las reservas de grasa para asegurar el aporte energético.

¿Todas las personas podemos ayunar?

El ayuno está contraindicado para personas embarazadas y madres lactantes, niños pequeños y ancianos y personas de constitución débil. En caso de enfermedad, es necesario acudir a un especialista para valorar cada situación. En algunas dolencias se prohíbe expresamente la práctica del ayuno: trastornos alimentarios, depresiones graves o diabetes tipo 1 son algunas de ellas.

¿Cuánto adelgazaré con el ayuno?

Depende de la constitución de cada uno. En hombres obesos los primeros días se puede llegar a una pérdida de kilo diario, mientras que en mujeres la pérdida de peso se sitúa en torno a los 200 o 500 gramos al día. A medida que pasan los días el adelgazamiento será menor y no debe superar los 500 gramos diarios. Una pérdida mayor podría ser síntoma de deshidratación.

¿Cambiaré mi estado de ánimo durante el ayuno?

Los efectos psicológicos de la práctica del ayuno son diversos. Por un lado, la secreción de serotonina provoca una mayor sensación de felicidad y de bienestar. Además, al no destinar energía al proceso digestivo, el organismo se siente más fuerte y energético, llegando a requerir menos horas de sueño. Es habitual dormir menos y sentir la mente con mayor claridad y capacidad de concentración.

¿Sentiré mareos durante el ayuno?

Durante el ayuno, la presión arterial se reduce por debajo de lo normal, por ello debemos adaptarnos al ritmo más lento de nuestro metabolismo. Levantarse rápido de la cama o realizar movimientos bruscos pueden provocar mareos momentáneos sin mayor importancia. Además, la falta de glucosa provoca sensación de debilidad las primeras horas, hasta que el cuerpo se adapta a la nueva situación y recurre a sus reservas energéticas. Si la debilidad persiste, se debe tomar un zumo de frutas para equilibrar el aporte de azúcares.

Por último, a medida que avanzan los días de ayuno, el cuerpo agota las reservas de hidratos y recurre a las grasas. Su procesado en el hígado crea unos residuos llamados cuerpos cetónicos que, al ser expulsados en la sangre, pueden provocar sensaciones como destellos en la vista. Es el momento de romper el ayuno, ya que el cuerpo ha entrado en fase de cetosis.

15 Para saber más

El libro que tienes entre tus manos pretende ser un manual para aquellas personas que desean introducirse en el apasionante arte del ayuno y la salud. Si están interesados en conocer más a fondo este mundo ponemos a su disposición una lista de recursos.

Bibliografía

Barnard, Neal. (1995). *Fasting and Eating for Health: A Medical Doctors Program for Conquering Disease*. United Kingdom. St. Martins Griffin. Ayunar para sanar desde el punto de vista de un médico de familia.

Bizkarra, Karmelo. (2007). *El poder curativo del ayuno*. Bilbao. Desclée de Brouwer. Licenciado en Medicina, Karmelo Bizkarra regenta un centro de salud y reposo donde explora nuevas formas de tratamiento que incluyen el ayuno.

Bragg, Patricia. (1999). *The Miracle of Fasting. Proven Throughout History for Physical, Mental and Spiritual Rejuvenation*. Lanham. National Book Network. Manual práctico para llevar a cabo un ayuno.

Clavière, Bernard. (2008). *Et si on sarrêtait un peu de manger... de temps en temps*. Gironde-sur-Dropt. Nature & Partage. Reflexión sobre la alimentación y el consumo y el ayuno como herramienta de mejora social.

Ehret, Arnaldo. (2004). *Ayuno racional: para el rejuvenecimiento físico, mental y espiritual.* Buenos Aires. Kier. Cómo combatir las mucosidades con el ayuno. Instrucciones prácticas para su aplicación.

Moreno, Ana. (2010). *Ayunar para sanar.* Madrid. Mundo Vegetariano ediciones. Exposición de la experiencia personal de la autora en el ayuno y consejos prácticos para iniciarse en su práctica.

Saz, Pablo. (2007). *Ayuno terapéutico.* Zaragoza. Prensas Universitarias de Zaragoza. Recopilación de charlas y conferencias en las que se expone el ayuno de forma comprensible y amena.

Suvorin, Alexi. (2009). *Curación por el ayuno.* Barcelona. Obelisco. Guía para realizar un ayuno seguro, redactada a partir de las experiencias del autor.

Wilhelmi de Toledo, Françoise. (2003). *El ayuno terapéutico Buchinger.* Barcelona. Herder Editorial S.L., Unos de los más conocidos maestros del ayuno, el doctor Otto Buchinger, ha extendido esta práctica a una legión de lectores.

Páginas web

All about fasting. http://www.allaboutfasting.com/index.html

Medicinanaturista.org. http://www.medicinanaturista.org/

Jeuner pour sa santé. http://www.jeunerpoursasante.fr/

Fasting connection. http://www.fastingconnection.com

Fasting by desig. http://www.fasting.ms11.net/index.html

Fasting Center International. http://www.fasting.com/

Fitness revolucionario: http://www.fitnessrevolucionario.com

Documentales

Colquhoun, James, y Ledesma, Carlo (2008). *Food Matters.*

Gilman, Sylvie y De le Strade, Thierry (2011). *Le jeûne, une nouvelle thérapie.*

Mosley, Michael y Dart, Kate (2012). *BBC: Eat Fast and Live Longer.*

Straubinger, P. A. (2010). *Vivir de la luz.*